BEWEGUNGS APPARAT 2.0

komplett überarbeitete Auflage

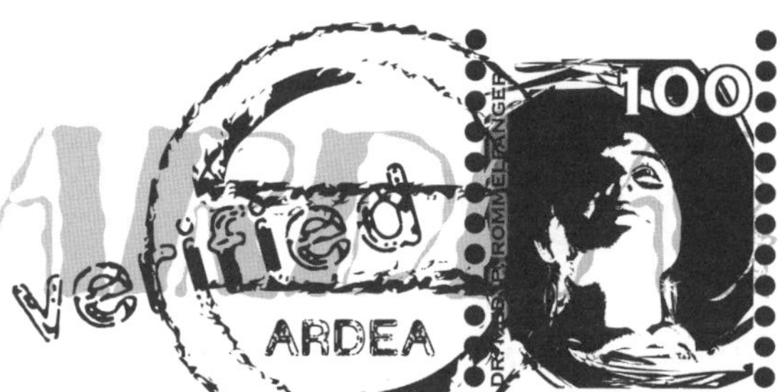

Dr. med. P. Rommelfanger

... UND LERNEN MACHT SPASS

ISBN 3-929915-43-X

Karl Heinz Herzog
Neudörfer Str. 6 - 8
90402 Nürnberg
Phone: 0911-77 67 91 | Fax: 0911/ 77 67 94
E-mail: Verlag@ardea.de
www.ardea.de

Eine Erklärung unserer Symbole zum besseren Verständnis finden Sie auf Seite 46

1) Welche Aussage/n ist/sind richtig?

Sichere Zeichen einer Fraktur sind:

ⓐ Schwellung
ⓑ Schmerz
ⓒ Krepitation
ⓓ abnorme Beweglichkeit
ⓔ Formabweichung
ⓕ Blutung
ⓖ Rötung
ⓗ federnde Fixation

Ⓐ Alle Aussagen sind richtig.
Ⓑ Nur Aussagen a, b, d, e und h sind richtig.
Ⓒ Nur Aussagen b, c, d, e und f sind richtig.
Ⓓ Nur Aussagen c, d und e sind richtig.
Ⓔ Nur Aussagen b, d, f, g und h sind richtig.

Antwort:

☒ Lösung Ⓓ

Leider gibt es nur 4 **SICHERE ZEICHEN FÜR EINE FRAKTUR**:

- Formabweichung
- abnorme Beweglichkeit
- Knochenreiben
- Sichtbarwerden der Fraktur bei offenen Brüchen.

Alle anderen „Ereignisse“, wie Schwellung, Schmerz etc. können **auch** bei Knochenbrüchen auftreten, gehören aber nicht zu den **SICHEREN ZEICHEN DER FRAKTUR**.

Im Einzelnen:

ⓒ ● Unter **KREPITATION**, dem **KNOCHENREIBEN** versteht man Geräusche, die entstehen, wenn die beiden Knochenenden der Fraktur aneinanderreiben. Die Krepitation ist tast- bzw. hörbar, wenn die Fraktur z. B. eingegipst wird oder wenn die Extremität sonstwie bewegt wird.

Die Krepitation ist zwar ein sicheres Frakturzeichen, sie wird aber selbstverständlich **NIE** zur Diagnostik **PROVOZIERT**!! Sie wissen nie, ob sich nicht doch Nerven oder Gefäße zwischen den beiden Frakturenden befinden!

ⓓ ● Die **ABNORME BEWEGLICHKEIT** ist ganz einfach dadurch gegeben, daß die Kontinuität des Knochens unterbrochen ist; auch sie gehört zu den sicheren Frakturzeichen.

ⓔ ● Die **FORMABWEICHUNG** entsteht durch die Verschiebung der beiden Knochenbruchstücke gegeneinander.

Diese Verschiebungen oder **DISLOKATIONEN** werden häufig hervorgerufen durch **MUSKELZUG**.

Die Formabweichung gehört ebenfalls zu den **SICHEREN FRAKTURZEICHEN**.

Das war's schon in dieser Frage; alle anderen Anzeichen können (auch) anderen Verletzungen zugeordnet werden.

ⓐ Eine **SCHWELLUNG** ist sehr uncharakteristisch; sie ist lediglich ein Hinweis auf eine Gewebe- oder Zellvermehrung (*Einblutung z. B.*) oder Hinweis auf eine **ENTZÜNDUNG**. Da sie jedoch beim Knochenbruch **AUCH** auftritt, gehört sie zu den sog.

➠ **UNSICHEREN FRAKTURZEICHEN**.

ⓑ **SCHMERZEN** haben ebenfalls tausenderlei Ursachen. Aufgrund der Tatsache, daß das **PERIOST** gut innerviert ist, gehört der Knochenbruch jedoch auch nicht zu den besonders angenehmen Ereignissen im Leben:

➠ der Schmerz zählt damit ebenfalls zu den **UNSICHEREN FRAKTURZEICHEN**.

ⓕ Eine **BLUTUNG** kann viele Ursachen haben; Frakturen bluten jedoch aufgrund der besonderen Gefäßstruktur der Knochen ziemlich stark

➠ deshalb gehören Blutungen und Hämatome wieder zu den **UNSICHEREN FRAKTURZEICHEN**.

ⓖ **RÖTUNG** ist einfach ein Zeichen einer **ENTZÜNDUNGSREAKTION.**
Erinnern Sie sich an Altvater Virchow *mit seinen Entzündungszeichen*:

- Rubor,
- Calor,
- Dolor,
- Tumor,
- functio laesa?

Bei allen Oberflächen-Entzündungen sind diese Anzeichen zu sehen.

ⓗ Die **FEDERNDE FIXATION** gehört zu den **LUXATIONEN**, zu den Verrenkungen.

Bei einer Luxation sind die Gelenkkörper gegeneinander verschoben; sichere Luxationszeichen sind:

- Fehlstellung,
- **federnde Fixation**,
- *(tastbar)* leere Gelenkpfanne oder
- abnorme Gelenkkopflage.

Recht häufig luxiert das Schultergelenk, da die Gelenkpfanne sehr klein ist und die Gelenkstabilität fast nur über die Muskulatur gegeben ist (*Gelenk mit Muskelführung*).

2) Welche Aussage/n ist/sind richtig?

Der M. iliopsoas ...

- ⓐ kann den Rumpf beugen
- ⓑ kann das Bein in der Hüfte abspreizen
- ⓒ kann das Knie strecken
- ⓓ ist für die Streckung des Beines im Hüftgelenk verantwortlich
- ⓔ ist für das Anspannen der Achillessehne verantwortlich

- Ⓐ Nur Aussage c ist richtig.
- Ⓑ Nur Aussagen b und c sind richtig.
- Ⓒ Nur Aussagen b und d sind richtig.
- Ⓓ Nur Aussage e ist richtig.
- Ⓔ Nur Aussage a ist richtig.

Antwort:

☒ Lösung Ⓔ.

Tja, es hilft nichts, Sie müssen zumindest über die grobe Verlaufs- und Zugrichtung der quergestreiften Skelettmuskeln Bescheid wissen.

🕮 Wenn Sie die Sache ernst nehmen (*und sich darüber im klaren sind, daß Sie viele Patienten mit Beschwerden des Bewegungsapparats haben werden - Arthrosen, Wirbelsäulenbeschwerden, Schulterprobleme*), dann legen Sie sich schleunigst einen guten **ANATOMIEATLAS** zu.

*Wenn Sie sich um die Problematik noch etwas herumdrücken wollen, oder Ihren Anatomieatlas schon durchgearbeitet haben, dann besorgen Sie sich wenigstens ein **POSTER** der Muskeln und Knochen des Menschen und aktivieren Ihr fotographisches Gedächtnis noch mal.*

➠ Der **M. ILIOPSOAS** läuft von den Wirbelkörpern Th_{12} bis L_4 und von der Oberkante des Os ilium innen durch das Becken und endet vorne am Oberschenkelknochen. Wenn sich dieser Muskeln verkürzt, kann er das Bein bei fixiertem Rumpf heben; er ist also für die **BEUGUNG IM HÜFTGELENK** zuständig *(Treppensteige- und Lauf-Muskel).*

ⓐ Beim fixierten Bein allerdings kann er auch den **RUMPF BEUGEN**; ein Muskel kann sich nur verkürzen; welche Bewegung jetzt wirklich daraus resultiert hängt davon ab, welches „Muskelende", bzw. welche Skeletteile fixiert und welche frei beweglich sind.

ⓑ Die Abspreizbewegung im Hüftgelenk, die **ABDUKTION** haben im wesentlichen die kleinen Glutaealmuskeln auf dem Gewissen:

- der **M. GLUTAEUS MEDIUS** und
- der **M. GLUTAEUS MINIMUS**.

➠ Beide verlaufen vom Darmbein *(Os ilium)* zum Trochanter des Femurs.

ⓒ Für die **STRECKUNG IM KNIE** ist der **M. QUADRICEPS** verantwortlich.

➠ Der M. quadriceps auf der Vorderseite des Beines entspringt vom Os ilium und vom Femurknochen; er endet in einer Sehne, die an der **TIBIA** ansetzt. Diese Sehne enthält als knöcherne Hilfsstruktur die **PATELLA**.

ⓓ Die **STRECKUNG** des Beines im **HÜFTGELENK** wird vom **M. GLUTAEUS MAXIMUS** bewirkt.

➠ Der M. glutaeus maximus kommt vom Os ilium und vom Os sacrum und setzt hinten am Femurknochen an.

☞ Er bekommt Unterstützung von der sog. **ISCHIOKRURALEN MUSKULATUR**, also von denjenigen Muskeln, die sich auf der Rückseite des Oberschenkels befinden. Diese Muskeln überspringen 2 Gelenke; sie kommen in aller Regel vom Beckenring und setzen am Unterschenkel an.

➠ Deshalb können sie gleichzeitig im Kniegelenk eine Beugung und im Hüftgelenk eine Streckung bewirken.

Zu den ischiokruralen Muskeln gehören im Einzelnen:

- der **M. SEMITENDINOSUS**;
  ➠ *er zieht vom Os ischii zur Tibia*
- der **M. SEMIMEMBRANOSUS**;
  ➠ *er verläuft ebenfalls vom Os ischii zur Tibia*
- der **M. BICEPS FEMORIS**;
  ➠ *er verläuft vom Os ischii (langer Kopf) und vom Femur (kurzer Kopf) zur Fibula.*

ⓔ Die **ACHILLESSEHNE** ist die Sehne des **M. TRICEPS SURAE** *(„Wadenmuskel")*. Der M. triceps surae besteht aus

- dem zweiköpfigen M. gastrocnemius und
- dem darunter liegenden M. soleus.

➠ Der M. gastrocnemius ist wieder zweigelenkig; er entspringt vom Femur;
➠ der M. soleus ist eingelenkig er entspringt von Tibia und Fibula.

➠ Die **ACHILLESSEHNE**, die gemeinsame Endstrecke der beiden Muskeln setzt am **FERSENBEIN** an; der Muskel kann also den Fuß im oberen Sprunggelenk **BEUGEN** *(Plantarflexion)* und kann somit dafür sorgen, daß man **AUF DEN ZEHEN STEHEN** kann.

Rübenacker Furche 1

Finden Sie die Rüben im Kraut

K	U	Z	I	Y	B	R	U	S	T	W	I	R	B	E	L	S	A	E	U	L	E	W	E	M
N	D	A	R	M	W	A	N	D	K	N	O	C	H	E	N	G	E	W	E	B	E	F	O	D
I	V	R	U	E	C	K	E	N	M	A	R	K	S	H	A	E	U	T	E	O	Ü	A	O	B
E	B	E	L	A	S	T	U	N	G	S	S	C	H	M	E	R	Z	C	Ü	L	Ü	D	W	E
G	F	A	S	E	R	R	I	S	S	M	H	Y	P	O	T	H	Y	R	E	O	S	E	L	C
E	M	H	U	E	F	T	G	E	L	E	N	K	N	E	K	R	O	S	E	F	E	Ü	W	K
L	G	I	C	H	T	G	K	Ü	F	U	S	S	S	O	H	L	E	S	P	F	P	M	S	E
E	D	A	R	M	T	R	A	K	T	G	E	L	E	N	K	P	F	A	N	N	E	W	Ä	N
N	N	Y	K	X	R	O	T	A	T	I	O	N	S	B	E	W	E	G	U	N	G	E	N	K
K	R	A	M	P	F	A	D	E	R	N	B	I	L	D	U	N	G	A	F	H	Ü	S	I	I
S	E	Ü	E	M	G	E	L	E	N	K	D	E	F	O	R	M	I	T	A	E	T	E	N	P
E	Y	V	I	S	M	R	O	T	A	T	I	O	N	S	S	C	H	M	E	R	Z	X	J	P
R	Z	Ü	K	Ö	N	I	E	R	E	N	G	E	F	A	E	S	S	E	F	U	B	O	J	U
G	Ü	R	W	W	I	R	B	E	L	E	I	N	B	R	U	E	C	H	E	V	B	T	A	N
U	W	I	R	B	E	L	F	R	A	K	T	U	R	E	N	G	Ö	H	H	D	M	K	F	G
S	F	F	S	U	D	E	C	K	N	O	R	P	E	L	G	E	W	E	B	E	R	J	Y	Q
S	F	I	B	U	L	A	Ä	N	E	R	V	E	N	S	Y	S	T	E	M	E	Z	S	M	A

Hueftgelenknekrose	Gelenkdeformitaeten	Kniegelenkserguss	Rotationsbewegungen
Rueckenmarkshaeute	Nierengefaesse	Brustwirbelsaeule	Wirbeleinbrueche
Belastungsschmerz	Knochengewebe	Knorpelgewebe	Gelenkpfanne
Gelenkpfanne	Nervensystem	Wirbelfrakturen	Rotationsschmerz
Krampfadernbildung	Beckenkippung	Hypothyreose	Faserriss
Fusssohle	Darmtrakt	Sudeck	Darmwand
Fibula	Gicht		

Na, wie schaut's aus?
Frisch und unverbraucht sollte es Ihnen doch ein Klacks sein, die paar Wörter aus dem Index in dem Durcheinander zu finden.
Wenn nicht, gibt's Hilfe auf Seite 162

3) Welche Aussage/n ist/sind richtig?

Folgende Komplikationen können typischerweise bei einer Fraktur vorkommen:

ⓐ Fettembolie
ⓑ Hämatom
ⓒ maligne Entartung
ⓓ Sehnen- und Nervenverletzungen
ⓔ Schock
ⓕ Osteomyelitis

Ⓐ Alle Aussagen sind richtig.
Ⓑ Nur Aussagen a, c, d und f sind richtig.
Ⓒ Nur Aussagen a, b, d, e und f sind richtig.
Ⓓ Nur Aussagen b, c, d und f sind richtig.
Ⓔ Nur Aussagen a, d und e sind richtig.

Antwort:

☒ Lösung ©.

Ein „normaler“ Knochenbruch ist zwar ein traumatisches, aber an und für sich kein besonders schlimmes Ereignis.

Da der Knochen einen **AUSGEPRÄGTEN STOFFWECHSEL** aufweist, heilen „normale“ Knochenbrüche in aller Regel recht schnell und komplikationslos ab.

Auch wenn es sich um Frakturen handelt, bei denen der Knochen gesplittert ist, oder auch bei sog. Mehretagen- oder bei Trümmerbrüchen, ist es dem Geschick des Chirurgen zu verdanken, daß die Puzzleteile wieder ihren ursprünglichen, angestammten Platz erhalten, den Rest besorgt Mutter Natur und der aktive Knochenstoffwechsel fast von alleine.

Wirkliche Probleme werfen die zusätzlichen **WEICHTEILVERLETZUNGEN** und ihre Folgen auf; deshalb spricht man in diesem Fall von einem „komplizierten“ Bruch.

Die Prognose komplizierter Brüche hängt von dem Umfang und von der Therapiefähigkeit der zusätzlichen **WEICHTEILVERLETZUNGEN** ab.

ⓐ Zu einer **FETTEMBOLIE** kommt es, wenn das Fett aus den Diaphysen der langen Röhrenknochen beim Knochenbruch in das Gefäßsystem gelangt.

☞ *Erinnern Sie sich:* die Blutfette sind samt und sonders verpackt in einem Proteinmantel *(Lipoproteine)*, so daß die, im Blut auftretenden Fetttröpfchen klein und wasserlöslich sind!

📖 **siehe Amtsarztfragen VERDAUUNGSSYSTEM VORKLINIK und STOFFWECHSEL.**

Im Fall einer Diaphysenfraktur können im Blut Fetttröpfchen auftauchen, die so groß sind, daß sie Kapillaren verstopfen können.

Dummerweise betrifft die Fettembolie gerne die **GEHIRNGEFÄSSE**; es treten überall in den Hirnhemisphären kleine flohstichartige Blutungen mit Erweichungsherden auf.

Es kommt entweder

- ca. 5 Stunden nach dem Trauma *(massive Fettembolie)* oder
- 1 bis 2 Tage nach dem Trauma *(geringere Fettembolie)*

zu einem **ORGANISCHEN PSYCHOSYNDROM** mit

- ➧ Delir,
- ➧ Herdsymptomen und
- ➧ pathologischen Reflexen.

📖 **siehe Amtsarztfragen PSYCHIATRIE**.

Im weiteren Verlauf sind bei einer Fettembolie die **LUNGENGEFÄSSE** auf der Abschußliste

- Hämoptoe,
- Dyspnoe,
- Zyanose,

sowie die **NIERENGEFÄSSE**

- Oligurie und
- Anurie.

ⓑ Besonders gefürchtet sind bei **GESCHLOSSENEN FRAKTUREN**

➠ die sog. **KOMPARTMENT-SYNDROME**.

Hier kommt es durch **EINBLUTUNGEN** *(Hämatome)* oder durch **MUSKELÖDEME** zu **DRUCKSTEIGERUNGEN** innerhalb der Faszienlogen der Muskeln, so daß die Gefäße und die Nerven, die diese Muskelloge passieren müssen, komprimiert werden. Dadurch verzögert sich nicht nur die Heilung, sondern es können auch richtige Ischämien mit nachfolgenden **NEKROSEN** entstehen.

- Am häufigsten ist das sog. **TIBIALIS-ANTERIOR-SYNDROM** mit Beeinträchtigung der Streckerloge am Unterschenkel.
- Am bekanntesten ist die sog. **VOLKMANNSCHE KONTRAKTUR** am Arm; es handelt sich dabei um den *(unbehandelten)* Endzustand eines Kompartment-Syndroms, mit Knochen- und Weichteilschwund an Hand und Unterarm; die Extremität ist natürlich nicht mehr gebrauchsfähig.

ⓓ **GEFÄSS- UND NERVENVERLETZUNGEN** können z. B. dann entstehen, wenn Knochenbruchstükke durch den Zug der Muskeln so gekippt werden, daß sie das Gefäß-Nerven-Bündel schädigen. Es gibt hierfür Prädilektionsstellen: so ist z. B.

➠ bei einem **HUMERUSSCHAFTBRUCH** der **N. RADIALIS** besonders gefährdet,

➠ bei einer **SUPRAKONDYLÄREN HUMERUSFRAKTUR** geht's der **A. BRACHIALIS** und dem **N. MEDIANUS** an den Kragen.

➠ **HÜFTLUXATIONSFRAKTUREN** schädigen gerne den **N. ISCHIADICUS**,

➠ bei Brüchen im **KNIEBEREICH** ist die **A. POPLITEA** gefährdet.

➠ Schließlich und endlich kann bei **UNTERSCHENKELFRAKTUREN** der **N. PERONAEUS** dran glauben müssen.

☞ *Schauen Sie sich in Ihren Anatomieatlas diese Stellen nochmals besonders gut an: hier liegen Nerven und Gefäße eng dem Knochen an.*

Um Gefäß- und Nervenverletzung nicht zu übersehen, ist es immer Pflicht, bei Verdacht auf Knochenverletzungen oder Luxationen

- die **DURCHBLUTUNG** *(Temperatur des Gewebes, Pulsfühlen)* und
- die **NERVALE VERSORGUNG** *(Motorik, Sensibilität)* distal der Verletzungsstelle zu untersuchen!

ⓔ Zu einer **SCHOCKSYMPTOMATIK** kann es kommen, wenn die Fraktur einen größeren, gut durchbluteten Knochen betrifft. Die Gefäße der Knochen haben nur eine **SEHR SCHWACH AUSGEBILDETE MEDIA**, da die, im Knochenmark neu gebildeten Blutzellen leicht in die Gefäße übertreten können müssen.

Deshalb bluten Knochenverletzungen vergleichsweise mehr als Verletzungen anderer Gewebe.

Bei einem Blutverlust ab 500 ml kann es zu einer Umverteilung des zirkulierenden Blutes kommen, so daß nur noch

- Herz,
- Lunge und
- Gehirn ausreichend versorgt werden.

Diese Umverteilung nennt man **HYPOVOLÄMISCHER SCHOCK**.

Besonders gefährdet ist der Patient

- bei einer Oberschenkel- und
- bei einer Beckenfraktur.

siehe Amtsarztfragen HERZ/KREISLAUF KLINIK und NOTFÄLLE

ⓕ **INFEKTIONEN** gibt's besonders gerne bei **OFFENEN FRAKTUREN**, bei denen ein Knochenstück die Haut durchspießt und somit Kontakt zu den ganzen netten Keimen der Außenwelt *(Clostridien!!)* aufnehmen kann.

Wenn sich die Keime im Inneren des Knochens häuslich niederlassen, kann sogar eine chronische **OSTEOMYELITIS** *(Knochenmarksentzündung)* resultieren.
Daß die Knochenbruchheilung in diesem Fall schlecht ist, brauche ich wohl nicht extra zu erwähnen.

- Eine weitere Komplikation bei Knochenbrüchen kann die **ERÖFFNUNG VON KÖRPERHÖHLEN** sein:

    - gebrochene Rippen können die Pleura, Lunge, Milz oder Leber aufspießen,
    - Beckenbrüche können die Harnblase, Darm oder Harnröhre verletzen,
    - Schädel- oder Wirbelfrakturen können das ZNS beeinträchtigen.

ⓒ Eine **MALIGNE ENTARTUNG** tritt bei Knochenfrakturen **NICHT** auf. Es kann höchstens das Umgekehrte der Fall sein: bei einer **KNOCHENMETASTASE** wird der Knochen geschwächt und bricht an dieser Stelle leichter (*pathologische Fraktur*).

4) Welche Aussage ist richtig?

Das Schubladenphänomen tritt auf bei ...

Ⓐ einer Arthrose des Schienbeins
Ⓑ einer Schädigung der Kreuzbänder am Knie
Ⓒ einer Meniscusschädigung
Ⓓ einem Bänderriß im oberen Sprunggelenk
Ⓔ einem Bandscheibenvorfall

Antwort:

☒ Lösung Ⓑ.

Einige ***übliche*** *Untersuchungen des Bewegungsapparats sollten Sie schon beherrschen; zumal Sie später viele Patienten mit Störungen des Bewegungsapparats haben werden.*

Da im Kniegelenk komplizierte anatomische Verhältnisse vorherrschen, gibt es hier auch eine Menge interessante Untersuchungen.

Die **INSPEKTION** gibt zunächst einmal Aufschluss über

- **FEHLSTELLUNGEN**
  - Genu varum - O-Bein,
  - Genu valgum - X-Bein, über
- eine **SCHWELLUNG** oder z. B. auch über
- eine **MUSKELATROPHIE**.

Man prüft als nächstes die **GELENKFUNKTION**:

- die aktive Streckung im Kniegelenk beträgt 5 °,
- die aktive Beugung beträgt normalerweise 150 °.

In der Neutral-Null-Methode würde dieser Normbefund heißen: Streckung – Beugung: 5 – 0 - 150. Die „0“ besagt in diesem Fall, daß die sog. Nullstellung, die Verlängerung in der Achse des Oberschenkels durchlaufen wird.
Falls ein Patient eine verminderte Beugefähigkeit des Knies mit z. B. nur 60 ° haben würde, würde man auf die Karteikarte schreiben:
NNM Streckung – Beugung 5 – 0 – 60.
Falls ein Patient das Knie zwar normal beugen, aber nicht richtig strecken könnte, und eine weitere Streckung bei 10 ° gebeugtem Knie nicht mehr möglich wäre, würde man auf seiner Karteikarte notieren: NNM Streckung – Beugung 0 – 10 – 150, da in diesem Fall die Nulllage nicht erreicht werden würde, sondern die maximale Streckung bei 10 ° gebeugtem Knie wäre.

Als nächstes kommt die **PALPATION** an die Reihe.

Bei einem Erguß innerhalb der Gelenkkapsel stellt man eine sog. **TANZENDE PATELLA** fest.
Bei gestrecktem Bein (beim sitzenden oder liegenden Patienten) hält man mit der einen Hand die Quadricepssehne oberhalb der Patella fest und schiebt sie leicht nach unten, mit der anderen Hand drückt man leicht auf die Patella und stellt ein Nachfedern fest.

Als drittes erfolgt eine Prüfung des **BANDAPPARATS**.

Mittels einer Adduktions- und Abduktionsbewegung im Kniegelenk testet man die Stabilität der Seitenbänder.

Bei Verletzungen der **SEITENBÄNDER** kommt es zu einem

- **AUFKLAPPEN** des Gelenks mit
- röntgenologisch gut nachweisbarer Erweiterung des **GELENKSPALTS**,
- sowie zu **SCHMERZEN** im Verlauf des geschädigten Bandes.

Ⓑ Die **KREUZBÄNDER** testet man durch die Prüfung des **SCHUBLADENPHÄNOMENS**.

Man stellt den Unterschenkel auf (*und beugt damit rechtwinklig das Kniegelenk*).

- Dann zieht man den Unterschenkel nach vorne: bei einer Schädigung des vorderen Kreuzbands rutscht der Unterschenkel tatsächlich wie eine Schublade nach vorne - **POSITIVE VORDERE SCHUBLADE**.
- Bei der Testung der hinteren Schublade schiebt man den Unterschenkel nach hinten; die **POSITIVE HINTERE SCHUBLADE** ist ein Hinweis auf eine Schädigung des hinteren Kreuzbands.

Als nächstes sind die **MENISCI** an der Reihe:

man prüft nach **STEINMANN**

- die Schmerzhaftigkeit der **AUSSENROTATION** *(den Innenmeniskus)* und
- die Schmerzhaftigkeit der **INNENROTATION** *(den Außenmeniskus)* bei leicht gebeugtem Unterschenkel.

Falls einer oder mehrerer dieser Tests positiv ausgefallen sind, ist natürlich als nächstes eine **RÖNTGEN-AUFNAHME** oder eine Spiegelung fällig.

Ⓐ *Was man genau unter einer Arthrose des Schienbeins versteht, weiß ich auch nicht; es gibt eine Arthrose des Kniegelenks und eine Arthrose des Sprunggelenks.*

Eine Arthrose diagnostiziert man am besten durch eine **RÖNTGENAUFNAHME**; es zeigt sich

- ein verschmälerter **GELENKSSPALT**,
- **GERÖLLZYSTEN** und
- **RANDZACKEN**.

Klinisch macht sich eine Arthrose mit **ANLAUF-** und **BELASTUNGSSCHMERZ** bemerkbar; wenn die Arthrose aktiviert ist, gibt's zusätzlich Symptome einer **ARTHRITIS**.

Ⓒ Eine **MENISKUSSCHÄDIGUNG** untersucht man nach **STEINMANN** (*siehe oben*):

➡ wenn beim gebeugten Knie die **AUSSENROTATION SCHMERZHAFT** ist, ist das ein Hinweis auf eine
↳ Schädigung des **INNENMENISKUS**;

➡ wenn die **INNENROTATION SCHMERZHAFT** ist, ist das ein Hinweis auf eine
↳ Schädigung des **AUSSENMENISKUS**.

➡ Ein **ABDUKTIONSSCHMERZ** außen weist ebenfalls auf eine
↳ Schädigung des **AUSSENMENISKUS** hin;

➡ ein **ADDUKTIONSSCHMERZ** innen auf eine
↳ Schädigung des **INNENMENISKUS**.

Ⓓ Ein **BÄNDERRISS IM OBEREN SPRUNGGELENK** wird durch eine passive **SUPINATION** getestet.

Man umfaßt und fixiert den Unterschenkel mit der einen Hand und hält den frei hängenden Fuß mit der anderen Hand. Dann kippt man den Fuß nach innen; normal ist das nur bis 60 ° möglich.

Ⓔ Der **BANDSCHEIBENVORFALL** paßt hier überhaupt nicht rein: er verursacht

- Kreuzschmerzen,
- Steilstellung der Wirbelsäule mit positivem **SCHOBERSCHEN ZEICHEN**, und
- ev. Nervenreiz- und/oder -ausfallsymptome.

siehe Amtsarztfragen NERVENSYSTEM KLINIK.

5) Welche der folgenden Aussagen treffen zu:

ⓐ Die Synovialflüssigkeit dient u. a. dem Stofftransport zum Gelenkknorpel.

ⓑ Die bewegliche gelenkige Verbindung zweier Skelettstücke, deren artikulierende Flächen mit Knorpel überzogen sind, nennt man Synchondrose.

ⓒ Eine Articulatio trochoidea (*Radgelenk*) ermöglicht Bewegungen um 3 Hauptachsen; sie hat 3 Freiheitsgrade.

ⓓ Ein Scharniergelenk besitzt nur eine Achse und einen Freiheitsgrad.

Ⓐ Nur Aussagen a und d sind richtig.
Ⓑ Nur Aussagen a, b, und d sind richtig.
Ⓒ Nur Aussagen b und c sind richtig.
Ⓓ Nur Aussagen b und d sind richtig.
Ⓔ Alle Aussagen sind richtig.

Antwort:

☒ Lösung Ⓐ.

ⓐ Die **SYNOVIALFLÜSSIGKEIT** ist die **GELENKSCHMIERE** und wird von der Synovialhaut gebildet.

Die Synovialflüssigkeit ist zähflüssig und hat außer den **MECHANISCHEN AUFGABEN** *(Stoßdämpfer)* auch noch die Aufgabe, **NÄHRSTOFFE** zu den Gelenkknorpeln zu bringen.

Wie Sie sich sicher erinnern, ist der Gelenkknorpel gefäß- und nervenfrei; die Ernährung erfolgt durch ***DIFFUSION****, wobei die knochennahen Knorpelabschnitte noch etwas von den zahlreichen Knochengefäßen profitieren können, die gelenksspaltnahen Knorpelabschnitte sind alleine auf die Synovialflüssigkeit angewiesen.*

Der Gelenksknorpel zählt deshalb zu den **BRADYTROPHEN**, d. h. schlecht versorgten Geweben des Körpers und neigt schon von daher zur Degeneration.

Veränderungen in der Synovialflüssigkeit (*Entzündungen und/oder Einblutungen in der Gelenkkapsel*) führen daher sehr rasch zu Veränderungen des Gelenkknorpels.

ⓑ Bewegliche Verbindungen zweier Skeletteile nennt man **DIARTHROSEN**.

☞ Besonderheit: wenn Diarthrosen durch straffe Bänder in ihrer Beweglichkeit stark eingeschränkt sind, nennt man sie **AMPHIARTHROSEN**.

➡ Beispiele: Gelenke der Hand- und Fußwurzelknochen.

- **FUGEN** heißen **SYNARTHROSEN** und erlauben maximal federnde Bewegungen der beiden Skeletteile gegeneinander; sie sind keine „richtigen" Gelenke.

  Man kann die Synarthrosen unterteilen in:

  - **SYNDESMOSEN** ➡ hier befindet sich **BINDEGEWEBE** zwischen den beiden Knochenenden;
    Beispiel: die Syndesmose am distalen Ende zwischen Tibia und Fibula

  - **SYNCHONDROSEN** ➡ hier befindet sich **KNORPELGEWEBE** zwischen den beiden Knochenabschnitten;
    Beispiel: die Symphyse

  - **SYNOSTEN** ➡ hier befindet sich **KNOCHENGEWEBE** zwischen den beiden Knochenenden;
    Beispiel: verknöcherte Epiphysenfugen oder die Schädelnähte des Erwachsenen.

❍ Bei den Diarthrosen unterscheidet man Gelenke mit verschiedenen Freiheitsgraden:

1 Gelenke mit **EINEM FREIHEITSGRAD**. Hierzu gehören

ⓓ ⊙ **SCHARNIERGELENKE**

Beispiel: *Ellenbogengelenk zwischen Humerus und Ulna oder die Fingerzwischengelenke,* sowie

ⓒ ⊙ **RAD**- oder **ZAPFENGELENKE**

Beispiel: *Ellenbogengelenk zwischen Radius und Ulna.*

2 Gelenke mit **2 FREIHEITSGRADEN**. Hier sind

⊙ **DREHSCHARNIER**-Gelenke zu nennen, also Gelenke, die sowohl eine

- Scharnierbewegung als auch eine
- Drehbewegung ermöglichen.

Beispiel: *Kniegelenk*

⊙ Weiterhin gehören **EI-GELENKE** und **ELLIPSOIDGELENKE** in diese Gruppe. In diesen Gelenken kann sowohl eine

- Beugung und Streckung als auch eine
- Ab- und Adduktion durchgeführt werden.

Beispiel: *proximales Handgelenk*

⊙ Beim **SATTELGELENK** ist eine

- Beugung und Streckung in jeweils 2 verschiedenen Ebenen möglich;

Beispiel: *das Sattelgelenk am Daumengrundgelenk.*

3 **GELENKE MIT 3 FREIHEITSGRADEN**. Hierzu gehören

⊙ **KUGEL**- und **NUSSGELENKE**. In diesen Gelenken ist eine

- Bewegung in alle Richtungen des Raumes möglich.

Beispiele: *das Schultergelenk ist ein Kugelgelenk,*
das Hüftgelenk ist ein Nussgelenk.

6) Welche Aussage/n zur Osteoporose ist/sind richtig?

ⓐ Frauen sind häufiger betroffen als Männer.

ⓑ Eine Osteoporose ist im hohen Alter als normal anzusehen.

ⓒ Die Oberschenkelhalsfraktur ist häufig Folge dieser Erkrankung.

ⓓ Die Erkrankung tritt unabhängig von der Lebensweise (*Ernährung, körperliche Bewegung*) auf.

ⓔ Eine erfolgreiche Behandlung ist selten möglich.

ⓕ Übergewichtige sind besonders gefährdet.

ⓖ Langfristige Cortisonmedikation begünstigt das Auftreten von Osteoporose.

Ⓐ Alle Aussagen sind richtig.
Ⓑ Nur Aussagen a, b, c, d, f und g sind richtig.
Ⓒ Nur Aussagen b, e und f sind richtig.
Ⓓ Nur Aussagen a, b, c, e und g sind richtig.
Ⓔ Nur Aussagen c, e, f und g sind richtig.

Antwort:

☒ Lösung Ⓓ

Die **OSTEOPOROSE** stellt eine **STÖRUNG DER KNOCHENBILDUNG** dar, bei der es zu fortwährendem **ABBAU VON KNOCHENSUBSTANZ** kommt.

Im Gegensatz zur **OSTEOMALAZIE**, bei der lediglich der **KALKSALZGEHALT** der Knochen vermindert ist, verschwinden bei der Osteoporose auch die **OSTEOZYTEN**.

ⓔ Deshalb ist ein Aufbau des osteoporotischen Knochens sehr **PROBLEMATISCH**.

Die meisten **THERAPIEN** werden schon als erfolgreich gehandelt, wenn sie einem weiteren Substanzverlust des Knochens entgegenwirken.

ⓑ Wie Sie wissen, lässt mit zunehmendem Alter Einiges nach; so auch der Knochenaufbau.
Der Verlust der Knochensubstanz im fortgeschrittenen Alter ist im Rahmen einer allgemeinen Organinvolution **NORMAL**.

Problematisch wird es erst, wenn die Knochendichte nicht mehr der Altersnorm entspricht; man spricht hier von **PATHOLOGISCHER OSTEOPOROSE**. Sie hat, im Gegensatz zur allgemeinen senilen Osteoporose, **KRANKHEITSWERT**.

ⓕ Da die Osteoporose eine Erkrankung ist, bei der es zu einem **ABBAU**, zu einer **DEGENERATION** von Gewebe kommt, sind **DÜNNE** eher gefährdet als **DICKE**.

Unsere Dicken bekommen einen Herzinfarkt, Hypertonus oder Gicht, aber nicht überzufällig häufig eine Osteoporose.

Die Ätiologie der Osteoporose ist in den meisten Fällen nicht durchsichtig.

Bei bekannten Hormonhaushaltveränderungen ist die Sachlage etwas klarer.

ⓖ
- Bei längerer **CORTISONMEDIKATION** werden aus allen Körperzellen, also auch aus den Osteozyten **EIWEISSE** freigesetzt, so daß Zellen atrophieren können.
  Nebenbei mobilisiert Cortison die **KALKSALZE** der Knochenmatrix.

ⓐ
- Außerdem weiß man, daß die **GESCHLECHTSHORMONE** Knochen und Muskeln aufbauen; Frauen sind bis zur Menopause ziemlich geschützt, nach der Menopause tritt verstärkt Osteoporose auf. Deshalb wird heute allgemein empfohlen, Frauen nach der Menopause kleine Dosen **ÖSTROGEN** zu verabreichen.

ⓓ Sicher ist jedoch, daß biologische Materialien unter **PHYSIOLOGISCHER BELASTUNG** aufgebaut werden;
d. h. bei der Osteoporose: *(physiologische)* **KÖRPERLICHE TÄTIGKEIT** und **GESUNDE ERNÄHRUNG** bauen nicht nur die Muskulatur, sondern auch die Knochen auf, bzw. wird dadurch, bei günstigen Voraussetzungen, der Abbauprozess **DEUTLICH VERLANGSAMT**.

ⓒ Die Folgen eines vermehrten Abbaus der Knochen liegen auf der Hand: aufgrund der verminderten Stabilität kommt es zu **PATHOLOGISCHEN FRAKTUREN**.

Fast schon charakteristisch ist der **OBERSCHENKELHALSBRUCH**; weniger dramatisch, aber dafür häufiger kommt es zu **WIRBEL** *(-teil-)* **EINBRÜCHEN**.

Im Zuge dessen kann die äußere Form des Wirbels umgebaut werden; es kommt zu

- **KEILWIRBELN**,
- **FLACHWIRBELN** und
- **FISCHWIRBELN**.

☞ Besonders im Bereich des Thorax kommt es durch den Zug des Thorax an den Wirbelkörpern zur **KEILWIRBELBILDUNG**. Daraus resultiert die charakteristische **BRUSTKYPHOSE**, der

➠ **WITWENBUCKEL**.

ATLAS DER REFLEXZONENDIAGNOSE

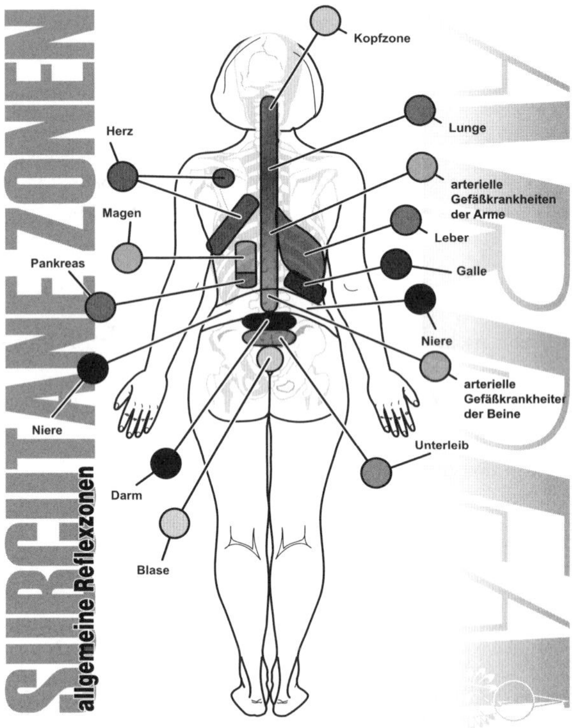

Eine Seite unseres Atlas der Reflexzonendiagnose, die Ihnen zeigt, wie mannigfaltig sich organische Probleme darstellen können, und wieviel dem geschulten Therapeuten schon ein einziger Blick - auf den Rücken zum Beispiel - verraten kann. Hier haben wir es mit den subkutanen Zonen zu tun, dem Bindegewebe. In diesem Bereich sind besonders punkt- bis flächenmäßige veränderte Areale die Indikatoren für organische Befindlichkeitsstörungen.

Der Vorteil für den Therapeuten liegt aber nicht alleine in der Diagnose, sondern vielmehr darin, daß sich die Organe über die Reflexzonen behandeln lassen.

Der Atlas ist die konsequente Zusammenführung der Arbeiten von Head, MacKenzie, Kibler und weiteren Ärzten und Wissenschaftlern mit den Erkenntnissen und Beobachtungen von Frau Dr. Rommelfanger, deren Grundlage in unserem ersten Band der „Schriften zur Neuraltherapie“ nachzulesen sind.

Wie es sich für wichtige Erstausgaben gehört, hat der Verlag dem Atlas eine besonders edle Verarbeitung gegönnt, die sich nur auf diese Erstauflage beschränkt - und das beim gleichen Preis, wie die späteren Auflagen! Sie sollten also zugreifen, solange es noch den Band gibt.

7) Welche Aussage ist/sind richtig?

Folgende Knochen sind am Hüftgelenk beteiligt:

ⓐ Femur
ⓑ Os ilium (*Darmbein*)
ⓒ Os sacrum (*Kreuzbein*)
ⓓ Os ischii (*Sitzbein*)
ⓔ Os pubis (*Schambein*)

Ⓐ Alle Aussagen sind richtig.
Ⓑ Nur Aussagen a, b, d und e sind richtig.
Ⓒ Nur Aussagen a und b sind richtig.
Ⓓ Nur Aussagen b, c, d und e sind richtig.
Ⓔ Nur Aussagen a, b und d sind richtig.

Antwort:

☒ Lösung Ⓑ.

Nun, das **HÜFTGELENK** besteht, wie alle echten Gelenke aus

- einer **PFANNE** und aus
- einem **GELENKKOPF**.

Die **HÜFTPFANNE** heißt **ACETABULUM**.

➠ Es sind 3 Knochen an der Bildung der Hüftpfanne beteiligt:

ⓑ ● das **OS ILIUM**

ⓔ ● das **OS PUBIS**

ⓓ ● das **OS ISCHII**.

Der **HÜFTKOPF** wird vom

ⓐ ● **FEMUR**, dem Oberschenkelknochen gebildet.

ⓒ Das Kreuzbein, Os sacrum besteht aus 5 zusammengewachsenen Wirbeln; zusammen mit den 2 Hüftbeinen (*bestehend aus je einem Os ilium, Os ischii und dem Os pubis*) bildet es den knöchernen Beckenring.

☺ *War doch eigentlich ganz einfach, oder?*

8) Ordnen Sie zu:

❶	Gelenk mit Muskelführung	Ⓐ	Kniegelenk
❷	Gelenk mit Knochenführung	Ⓑ	Schultergelenk
❸	Gelenk mit Bandführung	Ⓒ	Hüftgelenk

Antwort:

☒ Lösung ❶ Ⓑ
☒ Lösung ❷ Ⓒ
☒ Lösung ❸ Ⓐ

❷ Wenn die Gelenkkörper, also Gelenkkopf und Gelenkpfanne gut zusammenpassen, hat das Gelenk eine **KNOCHENFÜHRUNG**. Die Bewegungen, die hier möglich sind, sind besonders **PRÄZISE**.

☞ *Beispiel:* ***Hüftgelenk***.

❸ Wenn die Gelenkkörper etwas Nachhilfe benötigen, unterstützt der **BANDAPPARAT**,

☞ *Beispiel:* ***Kniegelenk***.

❶ Gelenke mit **MUSKELFÜHRUNG** sind in der Regel recht „unpräzise“, sie haben eine **SCHLAFFE GELENKKAPSEL** und erlauben normalerweise **BEWEGUNGEN IN MEHRERER ACHSEN**.

☞ *Beispiel:* ***Schultergelenk***.

9) Welche Aussage/n ist/sind richtig?

ⓐ Das Längenwachstum des Knochens erfolgt hauptsächlich im Bereich der Epiphyse.

ⓑ Das Dickenwachstum des Knochens erfolgt hauptsächlich durch das Periost.

ⓒ Die Epiphyse enthält beim Erwachsenen rotes Knochenmark, die Diaphyse enthält beim Erwachsenen gelbes Knochenmark.

ⓓ Der Knochen wird hauptsächlich ernährt durch je zwei große Gefäße, die an den Epiphysen ein- und austreten.

ⓔ Knochen kann sowohl aus bindegewebigen als auch aus knorpeligen Vorstufen entstehen.

Ⓐ Alle Aussagen sind richtig.
Ⓑ Nur Aussagen a und b sind richtig.
Ⓒ Nur Aussagen c und d sind richtig.
Ⓓ Nur Aussagen a, b und e sind richtig.
Ⓔ Nur Aussagen a, b, c und e sind richtig.

Antwort:

☒ Lösung Ⓔ.

ⓔ Knochen bildet sich entweder

- aus einer **BINDEGEWEBIGEN VORSTUFE** *(desmale Osteogenese)* oder
- aus einer **KNORPELIGEN VORSTUFE** *(enchondrale Osteogenese)*.

In der Embryonalentwicklung, aber auch beim späteren Umbau und bei Reparationsvorgängen entsteht zunächst ein **GEFLECHTKNOCHEN**, der noch ziemlich ungeordnete Trabekel enthält; dieser Geflechtknochen wird erst unter mechanischer Belastung umgebaut und weist dann die typische **TRAJEKTIONELLE BAUWEISE** auf.

☞ Knochen, die aus einer **BINDEGEWEBIGEN VORSTUFE** hervorgehen sind

➠ z. B. die Knochen des **SCHÄDELDACHS**;

☞ Knochen, die aus einer **KNORPELIGEN VORSTUFE** hervorgehen sind

➠ alle langen **RÖHRENKNOCHEN**.

ⓐ Damit ein Knochen in die **LÄNGE** wachsen kann und trotzdem zu jedem Zeitpunkt an seinem oberen und unteren Ende die Gelenkstruktur und den Gelenkknorpel beibehalten kann, hat sich die Natur einen Kniff einfallen lassen:

➠ die **EPIPHYSENFUGE**.

Die **EPIPHYSENFUGE** des wachsenden Knochens ist eine knorpelige Scheibe, die zwischen dem Knochenschaft *(Diaphyse)* und der Gelenksstruktur *(Epiphyse)* zu finden ist. Sie enthält sich teilende Knorpelzellen, die jeweils von der Seite des Gelenks und der Seite des Knochenschafts her verknöchern können.
Die Epiphysenfuge **SCHLIESST SICH** mit dem Auftreten der **GESCHLECHTSHORMONE** in der Pubertät;

☞ jetzt wird das Längenwachstum definitiv beendet.

ⓑ In die **BREITE** wächst ein Knochen einfach durch seitliche Anlagerung von Knochensubstanz und Osteozyten. Hierzu ist das Periost, die Knochenhaut in der Lage.

☞ Die innere Schicht des Periosts, die **KAMBIUMSCHICHT** kann **OSTEOBLASTEN** bilden.

ⓒ
- Die **EPIPHYSE** ist beim Erwachsenen von **SPONGIOSABÄLKCHEN** durchsetzt, die entlang der größten Spannungs- und Belastungslinien des Knochens liegen *(trajektionelle Struktur)*. Zwischen diesen Bälkchen liegen die Zellen der **BLUTBILDUNG** (***ROTES KNOCHENMARK***).

- In der **DIAPHYSE** findet sich kaum Spongiosa; der Knochen ist hier hohl und enthält **GELBES FETTMARK**.

➠ In der **KOMPAKTA** der Diaphyse kann man dafür besonders deutlich die **HAVERSSCHEN SYSTEME** sehen.

ⓓ Der Knochen wird **ERNÄHRT** durch die Knochenhaut, das **PERIOST**.

Das Periost ist sehr gut mit **NERVEN** und **GEFÄSSEN** versorgt und gibt in kleinen Abständen immer wieder Gefäße und Nerven an und in den Knochen ab.

Die Nerven und Gefäße verlaufen in der Kompakta im Zentrum der **HAVERSSCHEN SYSTEME,** im **HAVERSSCHEN KANAL**.

10) Ordnen Sie zu:

1. oberes Sprunggelenk
2. Fingergrundgelenke
3. Schultergelenk
4. gelenkige Verbindung zwischen Atlas und Os occipitale
5. Daumenendgelenk
6. Handgelenk

(A) Gelenk mit drei Freiheitsgraden
(B) Gelenk mit einem Freiheitsgrad
(C) Gelenk mit zwei Freiheitsgraden

Antwort:

☒ Lösung Ⓐ 23
☒ Lösung Ⓑ 15
☒ Lösung Ⓒ 46

Na, alles klar?

Nochmal, zum Mitdenken.

Es gibt echte Gelenke (*Diarthrosen*) mit drei, zwei und einem Freiheitsgrad.

Ⓐ Zu den Gelenken mit **3 FREIHEITSGRADEN** gehört

- ● das **KUGELGELENK** und
- ❍ das **NUSSGELENK**.

In solchen Gelenken sind echte **KREISBEWEGUNGEN**, also

- Beugung/Streckung,
- + Abduktion/Adduktion und
- + Innen-/Außenrotation möglich.

23 ● Zu den **KUGELGELENKEN** gehört beispielsweise das **SCHULTERGELENK**, die **FINGER-** und **ZEHENGRUNDGELENKE** *(mit Ausnahme des Daumengrundgelenks)*.

❍ Als Beispiel für ein Nussgelenk haben wir das **HÜFTGELENK**.

© Zu den Gelenken mit **2 FREIHEITSGRADEN** gehören die

- **DREHSCHARNIERGELENKE,**
- **EIGELENKE** und
- **SATTELGELENKE**.

- Im **DREHSCHARNIERGELENK** gibt es

  ↳ eine Beuge- und Streckbewegung, sowie
  ↳ eine Rotationsbewegung.
  Beispiel: **KNIEGELENK, ELLENBOGENGELENK**.

- Im **EIGELENK** oder **ELLIPSOIDGELENK** können

  ↳ Beuge- und Streckbewegungen, sowie
  ↳ Adduktions- und Abduktionsbewegungen ausgeführt werden.

Man kann in diesem Gelenk zwar auch Kreisbewegungen durchführen, der aufmerksame Beobachter (HP-Anwärter) wird jedoch feststellen, daß diese Kreisbewegung ***ruckartig*** *wird; im Gegensatz zum echten Kugelgelenk, wo eine gleichförmige Kreisbewegung möglich ist.*

Beispiele: **HANDGELENK** und **OBERES KOPFGELENK** *(Articulatio atlanto-occipitalis)*. Im oberen Kopfgelenk findet

↳ eine Beugung und Streckung, sowie
↳ eine Seitwärtsneigung statt.

☞ Die Kopf-**DREHUNG** erfolgt im Gelenk zwischen Atlas und Axis.

Weitere Gelenke mit 2 Freiheitsgraden sind:

- **KIEFERGELENK**
  (*Mundöffnung und -schließung, sowie seitliche Kippbewegungen möglich*)
- das **DAUMENGRUNDGELENK** *(Sattelgelenk)* Adduktion/Abduktion, sowie Beugung/Streckung möglich.

Ⓑ Gelenke mit **1 FREIHEITSGRAD** haben **EINE** Bewegungsachse; hierzu zählen

- **SCHARNIER**- und
- **RADGELENKE**.

- Bei den **SCHARNIERGELENKEN** ist

  ↳ eine Beugung und Streckung möglich.

15 Beispiele für Scharniergelenke sind die **FINGEREND**- und **FINGERMITTELGELENKE**, das **ELLENBOGEN** *(teil-)***GELENK** zwischen Humerus und Ulna, sowie das **OBERE SPRUNGGELENK** (*zwischen Tibia und Fibula und dem Sprungbein*).

- bei den **RADGELENKEN** *(Zapfengelenken)* ist

  ↳ **ROTATION** möglich.

Beispiele für Radgelenke:

- ❍ die gelenkige Verbindung zwischen **RADIUS UND ULNA IM ELLENBOGENGELENK**,
- ❍ die Verbindung zwischen **AXIS UND ATLAS** oder auch
- ❍ das **UNTERE SPRUNGGELENK**.

11) Welche Aussage/n ist/sind richtig?

ⓐ Am oberen Sprunggelenk sind Tibia und Fibula beteiligt.

ⓑ Am unteren Sprunggelenk sind Tibia, Talus (*Sprungbein*) und das Fersenbein beteiligt.

ⓒ Im unteren Sprunggelenk erfolgt die Beugung und Streckung des Fußes.

ⓓ Das obere Sprunggelenk stellt ein Scharniergelenk dar.

ⓔ Als Supination bezeichnet man die Einwärtswendung und Hebung des inneren Fußrandes.

Ⓐ Alle Aussagen sind richtig.
Ⓑ Nur Aussagen a, b, c und d sind richtig.
Ⓒ Nur Aussagen a, d und e sind richtig.
Ⓓ Nur Aussagen b, c und d sind richtig.
Ⓔ Nur Aussagen c und e sind richtig.

Antwort:

☒ Lösung Ⓒ.

Fuß- und Handwurzelknochen werden doch gerne mal gefragt!

Das **SPRUNGGELENK** besteht, genauso wie das Handgelenk, eigentlich aus **ZWEI GELENKEN**, bzw. aus

- ❍ einem **PROXIMALEN** und
- ● einem **DISTALEN** Gelenksanteil.

❍ Das **OBERE SPRUNGGELENK**:

ⓐ **SCHIENBEIN** *(Tibia)* und **FIBULA** *(Wadenbein)* sind an ihrem distalen Ende durch eine **SYNARTHROSE** verbunden.

siehe Frage # 5

Beide Knochen zusammen bilden die **MALLEOLENGABEL**, die der Gelenkpfanne des **OBEREN SPRUNGGELENKS** entspricht. Der Gelenkkopf wird von dem **SPRUNGBEIN**, dem **TALUS** gebildet.

Das obere Sprunggelenk enthält zur Stabilisierung und Führung **SEITENBÄNDER**.

ⓓ ➠ Das obere Sprunggelenk stellt ein **SCHARNIERGELENK** dar; hier kann der Fuß gehoben *(gestreckt – Zehen nach oben)* und gesenkt *(gebeugt – Zehen und Fuß nach unten)* werden.

☞ *Bitte beachten Sie, daß die „anatomische“ Streckung und Beugung des Fußes umgekehrt zu der „gymnastischen“ Streckung und Beugung des Fußes ist.*

ⓑ ● Das **UNTERE SPRUNGGELENK** wird vom

- **TALUS** *(Sprungbein)*,
- dem **FERSENBEIN** *(Calcaneus)* und dem
- **OS NAVICULARE** *(Kahnbein)* gebildet.

Anatomisch besteht das untere Sprunggelenk also aus **ZWEI**, vollständig voneinander getrennten Gelenken. Auch hier gibt es einige **BÄNDER**, die dafür sorgen, daß der Talus nicht von seinem angestammten Platz wegrutscht.

ⓒ Im unteren Sprunggelenk ist die **SUPINATION** und **PRONATION** des Fußes möglich *(einachsiges Drehgelenk)*

ⓔ ➠ Unter der **SUPINATION** versteht man eine Einwärtsdrehung des Fußes,

➠ unter einer **PRONATION** versteht man die Auswärtsdrehung des Fußes.

Unsere Heinzelmännchen ...

schlechte Prognose, ein Nachteil oder halt einfach „schlechte Karten"

gute Prognose, Vorteil, günstig für Sie

Hinweise, Tips oder auch Wichtiges für die Prüfung was nirgendwo steht aber schon nützlich war.

Wiederum Hinweise (*Sie sehen, Sie werden verwöhnt*), auch Hinweise, Querverweise auf andere Themen oder Fragen, bzw. auch ... daraus folgt, ... das führt zu

Untersuchung, Diagnose

Therapie

Wichtig, aufgepaßt ....Obacht!!

Komplikationen, auch **ACHTUNG!** oder Vorzeichen für ernstere Zwischenfälle.

Impfung, Impfhinweise

Aufzählungen, wichtige Punkte (*die z. T. auch schon wörtlich so gefordert wurden*!)

ebenfalls Aufzählungen, aber (*meist*) thematisch untergeordnet (*im Sinne der Frage*)

Beschwerden des Patienten, die er bei der Anamnese äußert.

Labor; Befunde, apparative Diagnostik.

klinische Erscheinungen.

bei diesem Symbol sollte Ihnen ein Licht aufgehen. Meist handelt es sich um pathophysiologische Fakten, oder um Zusammenhänge

hier sollten Sie nachsehen bei ...

ganz besonders wichtig für Sie: **BEHANDLUNGSVERBOT !!**

§§ das gehört ebenfalls zur **... GESETZESKUNDE !!**

12) Welche Aussage/n ist/sind richtig?

ⓐ Die Verkürzungsgröße parallelfasriger Muskeln wird von ihrem anatomischen Querschnitt bestimmt.

ⓑ Die Synovia wird von besonderen Drüsenzellen abgesondert, die in ihrem Feinbau Becherzellen gleichen.

ⓒ Eine Gelenkkapsel enthält zahlreiche Nervenfasern und ist daher schmerzempfindlich.

ⓓ Der Zusammenhalt der Gelenke beim Lebenden wird vor allem über die Muskelkräfte gesichert.

Ⓐ Alle Aussagen sind richtig.
Ⓑ Nur Aussagen a und d sind richtig.
Ⓒ Nur Aussagen b und d sind richtig.
Ⓓ Nur Aussagen a, b und d sind richtig.
Ⓔ Nur Aussagen c und d sind richtig.

Antwort:

☒ Lösung Ⓔ.

Tja, man kann nicht alles wissen.

ⓐ Die **VERKÜRZUNGSGRÖSSE**, also das Maß, wie stark sich ein Muskel **VERKÜRZEN** kann, ist abhängig von seiner **AUSGANGSLÄNGE**.

*Allgemein gilt: ein Muskel kann sich immer nur auf die **HÄLFTE SEINER MAXIMALEN AUSGANGSLÄNGE** verkürzen.*

☞ Ergo: **LANGE MUSKELN**, wie sie an den **EXTREMITÄTEN** zu finden sind, können sich aufgrund ihrer Länge stärker verkürzen als z. B. die kurzen kleinen Muskeln, die sich zwischen den Dorn- und Querfortsätzen der Wirbelkörper befinden (*medialer Strang der autochtonen Rückenmuskulatur*).

☞ Deshalb sind die Extremitäten **BEWEGLICHER** als die Wirbelsäule.

Der **QUERSCHNITT** eines Muskels bestimmt die **KRAFT**, mit der er sich kontrahieren kann.

☞ Dicke Muskeln enthalten mehr Aktin und Myosin; sie sind damit **KRÄFTIGER** als dünne Muskeln.

ⓑ Die **SYNOVIA**, die Gelenkflüssigkeit wird von der inneren Schicht der **GELENKKAPSEL** *(Membrana synovialis)* produziert. Die Membrana synovialis weist ein dichtes Gefäßnetz auf, mit schlingenförmigen Kapillaren und vielen Lymphgefäßen in den Synovialzotten.

Die Kapillaren sind hier gefenstert, so daß ziemlich ungehindert Stoffe aus dem Blut in die Gelenkkapsel gelangen können *(und natürlich auch umgekehrt)*.

Die Synovialzellen können aber auch

- aktiv sezernieren,
- resorbieren und
- phagozytieren.

Die Synovialflüssigkeit ist also eine Mischung aus **BLUTPLASMAFILTRAT** und **AKTIVER SEKRETIONSLEISTUNG** der Synovialzellen.

➠ In der Synovialmembran sind weder Becherzellen noch spezielle Drüsenzellen nötig.

ⓒ Die **GELENKKAPSEL** besteht, genau wie das Periost, aus 2 Schichten:

- ● einer äußeren, derben und widerstandsfähigen Schicht, der **MEMBRANA FIBROSA** und
- ❍ einer innen liegenden, glatten Haut, die die Gelenkschmiere produziert, der **MEMBRANA SYNOVIALIS**.

● Die **MEMBRANA FIBROSA** der Gelenkkapsel geht jenseits der Gelenke in die Außenschicht des Periosts über.
Die Membrana fibrosa ist außerdem für die **GELENKFÜHRUNG** verantwortlich; sie kann Bewegungen hemmen und enthält z. B. auch die stabilisierenden **BÄNDER** des Gelenks.

Die Außenhaut der Gelenkkapsel enthält viele Nervenfasern und Rezeptoren:

- freie **NERVENENDIGUNGEN**, die als **SCHMERZREZEPTOREN** fungieren können, sowie
- Ruffini-Körperchen und Vater-Pacinische Körperchen.
  Diese **MECHANOREZEPTOREN** registrieren den Spannungszustand der Gelenkkapsel und stellen somit ein Teil der **TIEFENSENSIBILITÄT** dar.

❍ Die **MEMBRANA SYNOVIALIS** enthält kaum Nervenendigungen.

ⓓ **MUSKELN** haben außer ihrer

- **BEWEGUNGSFUNKTION** auch noch eine
- **HALTEFUNKTION**.

Im Gegenteil, die Haltefunktion der Muskeln ist für die **SICHERUNG DER KÖRPERHALTUNG** wichtiger als die einzelne Bewegung.

☞ *Denken Sie nur an die Wirbelsäule, die aufrecht gehalten werden muß, an die Muskeln, die den Schultergürtel in Position halten oder an die aktive Sicherung des Fußgewölbes.*

BÄNDER und die **GELENKKAPSEL** können zwar zur **FÜHRUNG** der Gelenke beitragen, sie können aber den korrigierenden **MUSKELZUG** nicht ersetzen.

13) Welche Aussage/n ist/sind richtig?

ⓐ Nicht alle histologisch quergestreiften Muskeln werden von Spinalnervenästen versorgt.

ⓑ Ein quergestreifter Muskel wird immer willkürlich bewegt.

ⓒ Die Zugrichtung eines Muskels, dessen Sehne über ein Hypomochlion läuft, wird durch die wirksame Endstrecke der Sehne bestimmt.

Ⓐ Alle Aussagen sind richtig.
Ⓑ Nur Aussagen a und c sind richtig.
Ⓒ Nur Aussagen b und c sind richtig.
Ⓓ Nur Aussagen a und b sind richtig.
Ⓔ Nur Aussage a ist richtig.

Antwort:

☒ Lösung Ⓑ.

ⓐ Haben Sie es gerafft? - es gibt natürlich zwei Arten von **QUERGESTREIFTEN MUSKELN**:

● die Herzmuskulatur und

❍ die Skelettmuskulatur.

● **HERZMUSKELN** arbeiten autonom; sie werden durch das **REIZLEITUNGSSYSTEM** des Herzens erregt. Die Herznerven modifizieren nur die Herzleistung; sie haben nichts mit der Reizleitung und dem eigentlichen Kontraktionsvorgang zu tun.

🕮 **siehe Amtsarztfragen HERZ/KREISLAUF VORKLINIK**.

❍ **SKELETTMUSKELN** arbeiten nur, wenn sie von einem **NERVEN** *(α-Motoneuron)* des Rückenmarks oder des Hirnstamms versorgt werden.

🕮 **siehe Amtsarztfragen NERVENSYSTEM VORKLINIK** und **NERVENSYSTEM KLINIK.**

Bei einer **DENERVIERUNG** atrophiert der Skelettmuskel.

☞ Da also nicht alle **QUERGESTREIFTEN MUSKELN** von Spinalnervenästen versorgt werden,

➠ sondern ein Teil der quergestreiften Muskeln auch von motorischen Hirnnerven

ⓐ ➠ und vor allem die **HERZMUSKULATUR** von **VEGETATIVEN NERVEN**,

... ist die Aussage ⓐ richtig.

ⓑ ○ **SKELETTMUSKELN** unterliegen der direkten Kontrolle des Nervensystems, sie sind also alle willkürlich zu bewegen.

● Allerdings ist die Herzmuskulatur, wie wir gesehen haben, auch quergestreift; das **MYOKARD** ist aber **NICHT** willkürlich zu bewegen!

✪ Bei den **GLATTEN MUSKELN** ist alles anders: sie besitzen von hause aus eine **EIGENAKTIVITÄT**, z. T. mit autonomen Schrittmacherzentren; die *(vegetativen)* Nerven modifizieren nur die Eigentätigkeit der glatten Muskeln. Diese Eigenschaft findet man ja auch bei der Herzmuskulatur.

☞ Verwechseln Sie nicht „willkürlich bewegbar" mit automatisch ablaufenden Innervationsprogrammen, wie z. B. beim Schluckreflex. Wenn das Zusammenspiel quergestreifter Muskeln kompliziert ist, gibt es **ZENTREN IM GEHIRN**, die dieses Zusammenspiel regeln: z. B. Schluckzentrum oder auch das motorische Sprachzentrum. Dennoch können die Pharynx- und Kehlkopfmuskeln auch außerhalb dieser normalen Muster willkürlich eingesetzt werden - *hören Sie sich mal einen zünftigen Jodler an!*

ⓒ Unter einem **HYPOMOCHLION** versteht man eine Band- oder Knochenschlinge, die die Sehne eines Muskels in eine andere Richtung umlenkt.

Logischerweise wird dadurch die **KRAFTRICHTUNG** ebenfalls umgelenkt, so daß die Zugrichtung des Muskels jetzt durch das Endstück der Sehne **NACH** dem Hypomochliondurchgang bestimmt wird.

Falls Sie schon Nervensystem Vorklinik gelernt haben, kennen Sie ein Hypomochlion schon genauer: die Trochlea am oberen inneren Augenwinkel. Dadurch wird der Zug des M. obliquus bulbi sup. umgelenkt und er kann den Augenbulbus rotieren. Der dazugehörige Nerv ist der N. trochlearis, der 4. Hirnnerv.

	Spicker		**je 5.- €**
Habe ich schon		**fehlt mir**	
	Spicker LABORWERTE		
	Spicker Psychiatrie Systematik		
	Spicker Psychiatrie Medikamente		
	NEU! Spicker allg. Gesetzeskunde		
	NEU! Spicker Gesetzeskunde/IfSG		
	Spicker Kinderentwicklung		
	Spicker Notfallmedizin		
	Spicker Erregungsleitung Herz		
	Spicker Nervensystem/Sehbahn		
	Spicker Blutgruppen/-verträglichkeiten		
	Spicker Untersuchung ...		
	... allgemeine körperliche		
	... spezielle Herz/Kreislauf		
	... spezielle Niere		
	... spezielle Lunge		
	... spezielle Abdomen		
	... spezielle Nerven		
	... spezielle Bewegungsapparat		
	Die Serie wird laufend erweitert!		
	POSTER		**19,8 €**
	POSTER der Infektionskrankheiten IfSG siehe Seite 80		

Porto und Versand:
Innerhalb Deutschlands beliefern wir Endkunden mit unseren Bücher **portofrei**!
Bei den **Spickern** ist die Handarbeit und das Porto der teuerste Faktor. Deshalb gilt hier, daß wir bis 8 Spicker Porto berechnen. Ab 8 Spicker liefern wir auch hier portofrei innerhalb Deutschlands.
Wer Bücher (auch eines) bestellt und Spicker, bekommt die Spicker natürlich auch portofrei.
Bei den **Postern** haben wir jetzt wieder eine Portosituation. Wieviel Porto wir jeweils berechnen müssen, hängt von den Tarifen unserer Spediteure ab. Hier müssen wir eben leider schlucken, was die uns diktieren.

Bei Bestellungen außerhalb Deutschlands müssen wir prinzipiell Porto berechnen. Es sind zwar oft nur ein paar -zig Kilometer, aber bei den Gebühren wird die Post wohl erst mit einer Rakete ins All befördert. Das erklärt dann auch die teilweise recht langen Wartezeiten.
Speziell zur Schweiz gelten manchmal extreme Wartezeiten, da sich der schweizer Zoll der Lieferung annimmt.
Offensichtlich ist die Schweiz die Heimat der bundesdeutschen Bürokratie!

14) Welche Aussage/n zum M. Bechterew ist/sind richtig?

ⓐ Es handelt sich um eine chronische entzündliche Erkrankung der kleinen Wirbelgelenke.

ⓑ Der M. Bechterew kommt meistens durch Überlastung der Wirbelsäule zustande.

ⓒ Es kann zu einer völligen Versteifung der Wirbelsäule kommen.

ⓓ Charakteristisch ist der schmerzlose Verlauf.

ⓔ Die Erkrankung beginnt typischerweise an der Brustwirbelsäule.

ⓕ Initial fehlt häufig der Achillessehnenreflex.

ⓖ Das Lasegue-Zeichen ist positiv.

Ⓐ Alle Aussagen sind richtig.
Ⓑ Nur Aussagen a und b sind richtig.
Ⓒ Nur Aussagen a, c, d und g sind richtig.
Ⓓ Nur Aussagen a und c sind richtig.
Ⓔ Nur Aussagen b, c und f sind richtig.

Antwort:

☒ Lösung Ⓓ

ⓐ Der **M. BECHTEREW** heißt auch **ANKYLOSIERENDE SPONDYLITIS**; dem Lateiner ist damit klar, daß es sich um eine **VERKNÖCHERNDE** *(ankylosierende)* Entzündung der **KLEINEN WIRBELGELENKE** *(Spondylitis)* handelt.

➠ Meist plagen sich **JÜNGERE MÄNNER** mit der Erkrankung herum.

Die Erkrankung beginnt an den **SACROILIACALGELENKEN** *(Iliosakral-Gelenken)* und kann dann weiter nach oben wandern, bis die gesamte Wirbelsäule betroffen ist.

- ➠ Es kommt erst zu einer **ENTZÜNDUNG** der Gelenke,
- ➠ nachfolgend zu einer **ATROPHIE DES GELENKKNORPELS**
- ➠ und schließlich zu einer **KNÖCHERNEN DURCHBAUUNG** und Versteifung des gesamten Gelenks.

- ➠ Zu allem Überfluss verkalkt auch gleich noch der Bandapparat der Wirbelsäule mit - *damit kommt es zu einer **VERSTEIFUNG** des kompletten jeweiligen Wirbelsäulenabschnitts.*

In extremen Fällen kann tatsächlich die gesamte Wirbelsäule betroffen sein.

ⓒ Es kommt zur **FIXIERTEN KYPHOSE** und zu erheblichen Behinderungen des Patienten im täglichen Leben.

In der **RÖNTGENAUFNAHME** sieht man die charakteristische **BAMBUSSTABFORM** der Wirbelsäule.

ⓓ Der **VERLAUF** des M. Bechterew ist ganz und gar nicht schmerzlos. Typisch ist der **MORGENDLICHE/ NÄCHTLICHE TIEFSITZENDE KREUZSCHMERZ**, der dadurch zustande kommt, daß die Sacroiliacal-Gelenke entzündet sind. Oft leiden die Patienten gleichzeitig auch noch **FERSEN**- und weitere **GELENKSSCHMERZEN**.

siehe Amtsarztfragen IMMUNOLOGIE

ⓑ Eine **ÜBERLASTUNG VON GELENKEN** führt zu einer **ARTHROSE**. Besonders gefährdet sind Gelenke, die unphysiologisch belastet werden, also z. B. solche Gelenke, die eine **ACHSENFEHLSTELLUNG** aufweisen. Im Falle der kleinen Wirbelgelenke würde man von einer **SPONDYLARTHROSE** sprechen. Im Beinbereich ist besonders das Knie (Genu varum – O-Bein und Genu valgum – X-Bein) betroffen.

ⓔ Diejenige Wirbelsäulenerkrankung, die die **BRUSTWIRBELSÄULE** betrifft, ist der **M. SCHEUERMANN**, die **ADOLESZENTENKYPHOSE**.

Es handelt sich im Vollbild um eine fixierte **KYPHOSE** im BWS-Bereich, die durch

- **KEILWIRBEL** und
- **SCHMORLSCHE KNÖTCHEN** gekennzeichnet ist.
  Die Schmorlschen Knötchen stellen **HERNIEN** von Bandscheibensubstanz in die Wirbelkörper dar.

Sie sind im Röntgenbild darstellbar.

Klinisch kommt es zu **SCHMERZEN** im Bereich ober- und unterhalb der fixierten Kyphose.

ⓕ Bei einem **AUSFALL EINES MUSKELEIGENREFLEXES** kann die Veränderung nur entweder im Muskel *(Atrophie)* oder im Nervensystem liegen. Einem

- **EINSEITIGEN** Fehlen des Achillessehnenreflexes könnte z. B.
  ➠ eine Schädigung der Wurzel S1 zugrunde liegen
- einem beidseitigen Fehlen
  ➠ eine Polyneuropathie.

siehe Amtsarztfragen NERVENSYSTEM KLINIK

Beim M. Bechterew sind, in aller Regel, die Nervenwurzeln nicht betroffen.

ⓖ Das **LASÉGUE-ZEICHEN** weist auf eine Beteiligung der **RÜCKENMARKSHÄUTE** hin, z. B. bei einem Bandscheibenvorfall.

Man testet den Lasègue, indem man beim liegenden Patienten das gestreckte Bein **PASSIV HOCHHEBT**. Bei einer Reizung des Nerven und/oder der Rückenmarkshäute kommt es zu deutlichen Schmerzen im Bereich der betroffenen Nervenwurzel und zu einer *(hellen)* Schmerzausstrahlung entlang des Nerven ins Bein.

☞ Da beim M. Bechterew keine Nervensymptome i. e. S. auftreten, ist das Lasègue-Zeichen auch **NICHT POSITIV**.

15) Welche Aussage/n ist/sind richtig?

Folgende Gelenke besitzen eine Pfannenlippe (*labrum glenoidale*) zur Vergrößerung der Gelenkfläche:

ⓐ Ellenbogengelenk
ⓑ Schultergelenk
ⓒ proximales Handgelenk
ⓓ Hüftgelenk

Ⓐ Alle Aussagen sind richtig.
Ⓑ Nur Aussage a sind richtig.
Ⓒ Nur Aussagen b und c sind richtig.
Ⓓ Nur Aussagen b und d sind richtig.
Ⓔ Nur Aussagen a, b, und d sind richtig.

Antwort:

☒ Lösung Ⓓ.

Eine **PFANNENLIPPE**, *oder, wie der Gebildete sagt,* ein **LABRUM GLENOIDALE** ist z. B. dann nötig, wenn die **GELENKPFANNE** im Vergleich zum Gelenkkopf **KLEIN** ist oder wenn die Stabilität des Gelenks zusätzlich vergrößert werden soll.

➠ Die Pfannenlippe besteht aus derbem, z. T. verknorpeltem **BINDEGEWEBE** und stellt eine Fortsetzung der knöchernen Gelenkpfanne dar.

ⓑ Von allen Gelenken hat das **SCHULTERGELENK** die unmöglichste Gelenkpfanne - *werfen Sie mal einen Blick in den Anatomieatlas*.

➠ Der **GELENKKOPF** *(Humerus)* ist sehr groß,

➠ die **GELENKPFANNE** des Akromion ist dagegen winzig.

Im Schultergelenk vergrößert daher die **PFANNENLIPPE** die viel zu kleine Gelenkpfanne; die Gelenkkapsel entspringt von der Pfannenlippe und geht auf den Humeruskopf über.

Zu allem Überfluss ist nämlich die Gelenkkapsel des Schultergelenks sehr schlaff, so daß diese passiven Skelettelemente sicherlich nicht in ausreichendem Maß zur Stabilität dieses Gelenks beitragen. Das Schultergelenk ist daher auf die **MUSKELFÜHRUNG** angewiesen.

siehe Frage # 8

ⓓ Das **HÜFTGELENK** ist ein **NUSSGELENK**, d. h. die Gelenkpfanne ist hier ganz ordentlich ausgebildet und umfasst den gesamten Gelenkkopf.

☞ Hier gibt es aber trotzdem eine **GELENKLIPPE** *(labrum acetabulare)*; sie dient in diesem Fall aber weniger der Vergrößerung der Gelenkpfanne.

Diese faserknorpelige Scheibe liegt direkt unter der Gelenkkapsel und kann somit verhindern, daß die Gelenkkapsel bei Bewegungen **EINGEKLEMMT** wird. Außerdem gleicht die Pfannenlippe des Hüftgelenks Unebenheiten im Bereich der Hüftpfanne aus.

ⓐ Das **ELLENBOGENGELENK** ist ein zusammengesetztes Gelenk; es besteht aus dem

- Scharniergelenk zwischen Humerus und Ulna *(Articulatio humeroulnaris)*,
- dem Gelenk zwischen Humerus und Radius
- und dem einachsigen Radgelenk zwischen Ulna und Radius.

Durch die **BÄNDER** des Gelenks sind die Bewegungsmöglichkeiten auf die Scharnierbewegung und die Drehbewegung eingeschränkt.

☞ Das Ellenbogengelenk ist also ein zweiachsiges **DREHSCHARNIERGELENK**.

Das Ellenbogengelenk hat außer den Bändern, die hauptsächlich die Bewegungsmöglichkeit des Gelenks zwischen Humerus und Radius einschränken, keine weiteren Gelenkhilfsstrukturen *(wie z. B. Pfannenlippen)*.

ⓒ Das **PROXIMALE HANDGELENK** ist ein **EIGELENK** mit **ZWEI FREIHEITSGRADEN**. Hier ist eine

- ➠ Beugung und Streckung, sowie eine
- ➠ Ad- und Abduktion möglich.

❍ Die **GELENKPFANNE** wird von dem distalen Ende des **RADIUS**, sowie von einer faserknorpeligen **ZWISCHENSCHEIBE** *(Discus articularis)* gebildet. Die Ulna beteiligt sich nicht am proximalen Handgelenk.

● Der **GELENKKOPF** wird von den ersten drei **HANDWURZELKNOCHEN** gebildet

- Os scaphoideum - Kahnbein,
- Os lunatum - Mondbein und
- Os triquetrum - Dreiecksbein.

☞ Übrigens: das **DISTALE HANDGELENK** wird von den **HANDWURZELKNOCHEN** selbst gebildet: der funktionelle Gelenkspalt verläuft zwischen der proximalen und distalen Reihe der Handwurzelknochen. In diesem **VERZAHNTEN SCHARNIERGELENK** ist eine Flexion und eine Extension möglich.

Beide Handgelenke zusammen bilden funktionell eine Art **KUGELGELENK**.

Leider gibt's an den Handgelenken auch keine Pfannenlippe.

Unsere Jahresausbildung 2006:

Neuraltherapie-Ausbildung:
psychoneurale Therapie n. Dr. Rommelfanger

Termin:	Ab Januar 2006 jeweils SAMSTAG von 15.00 - 18.00
Kosten:	**Schüler 645.- Euro / Gäste 716.- Euro**

Der Aufbaukurs (n. bestandener Prüfung d. Segmenttherapie)

Termin:	Ab Mai 2006 jeweils SAMSTAG von 15.00 - 18.00
Kosten:	**Schüler 875.- Euro / Gäste 972.- Euro**

Alle Kurse werden von Frau Dr. Rommelfanger im ARDEA®-Ausbildungszentrum gehalten!

Wer die aktuellen Termine braucht, schaut am besten unter **www.ardea.de** im Internet, wer wissen möchte, ob noch Plätze frei sind, wer mehr Infos will oder wer sich anmelden möchte: e-mail **ardea@mon.de** Tel: **0911-77 67 91** Fax **0911-77 67 94**

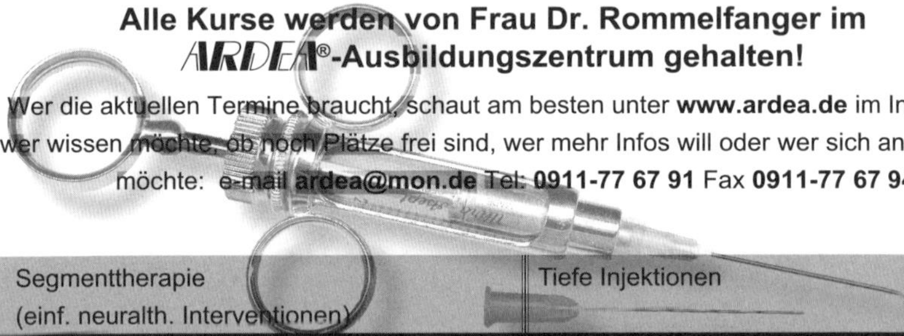

Segmenttherapie (einf. neuralth. Interventionen)		Tiefe Injektionen	
28.01.	Allgem. Einführung	Arterien, Epiduralraum, Frankenh. Ganglien	03.06.
04.02.	Allgemeine Injektionstechnik	Nerveninjektionen	24.06.
11.02.	Praktische Notfallmassnahmen	Ganglien	01.07.
18.02.	Allgem. Segmenttherapie/ Medikamente	peritoneale, periostale Injektionen	08.07.
25.02.	Segmenttherapie I Leber	Gelenke, Schilddrüse	15.07.
18.03.	II Herz/Kreislauf	Prüfung	22.07.
25.03.	III Magen-Darm-Trakt	**Arbeit mit Patienten**	
01.04.	IV Lunge	Arbeit mit Patienten	23.09.
29.04.	V Unterleib	Arbeit mit Patienten	07.10.
06.05.	VI Abwehrsystem, Blase/Niere	Arbeit mit Patienten	14.10.
13.05.	VII Stütz- und Halteapparat	Arbeit mit Patienten	24.10.
20.05.	Prüfung	Arbeit mit Patienten & Prüfung	28.10.

16) Welche Aussage ist richtig?

Außer dem Kreuzbein und dem Steißbein setzt sich die Wirbelsäule wie folgt zusammen:

Ⓐ 5 Halswirbel, 12 Brustwirbel, 7 Lendenwirbel

Ⓑ 12 Halswirbel, 7 Brustwirbel, 5 Lendenwirbel

Ⓒ 7 Halswirbel, 12 Brustwirbel, 5 Lendenwirbel

Ⓓ 5 Halswirbel, 12 Brustwirbel, 5 Lendenwirbel

Ⓔ 12 Halswirbel, 12 Brustwirbel, 7 Lendenwirbel

Antwort:

☒ Lösung ©.

Wieder was zum Aufbauen.

Die **FREIE WIRBELSÄULE** besteht aus **24 WIRBELN**.

Die Wirbelkörper sind untereinander gelenkig verbunden; zwischen den einzelnen freien Wirbeln liegen die Bandscheiben.

Der Mensch hat

- 7 **HALSWIRBEL**
- 12 **BRUSTWIRBEL**
- 5 **LENDENWIRBEL**
- sowie ein **KREUZBEIN** *(Os sacrum)*, das aus 5 zusammengewachsenen Wirbeln besteht.
  Zwischen den zusammengewachsenen Wirbeln gibt's natürlich keine Bandscheiben mehr;
- und ein **STEISSBEIN** *(Os coccygis)*, das aus 1 bis 8 zusammengewachsenen und verkümmerten Schwanzwirbeln besteht.

Der **OBERSTE HALSWIRBEL** heißt **ATLAS** *(er trägt das Himmelsgewölbe...)*.

Der Atlas bildet ein Gelenk mit der Hinterhauptsschuppe *(Os occipitale)* und erlaubt eine Vorwärts- und Rückwärtsneigung des Kopfes, sowie eine gering gradige Seitwärtskippung.
Es handelt sich um ein **ZWEIACHSIGES EIGELENK**.

Der **ZWEITE HALSWIRBEL** heißt **AXIS**. Er besitzt einen Zahn *(Dens axis)* und bildet ein **EINACHSIGES DREHGELENK** mit dem Atlas. Die Kopfdrehbewegungen finden hier statt.

17) Welche Aussage/n ist/sind richtig?

Zu den Fußwurzelknochen gehören:

ⓐ Mondbein
ⓑ Kahnbein
ⓒ Kopfbein
ⓓ Würfelbein
ⓔ Keilbein

Ⓐ Alle Aussagen sind richtig.
Ⓑ Nur Aussagen a und b sind richtig.
Ⓒ Nur Aussagen a, b, und d sind richtig.
Ⓓ Nur Aussagen b, d und e sind richtig.
Ⓔ Nur Aussagen b, c und d sind richtig.

Antwort:

☒ Lösung Ⓓ.

Die **FUSSWURZEL** besteht aus 7 Knochen:

❶ **SPRUNGBEIN** *(Talus)*

❷ **FERSENBEIN** (*Calcaneus*)

ⓑ ❸ **KAHNBEIN** (*Os naviculare*)

ⓓ ❹ **WÜRFELBEIN** (*Os cuboideum*) und

ⓔ drei **KEILBEINEN** (*Ossa cuneiformia*):

❺ *Os cuneiformia* ***mediale,***

❻ *Os cuneiformia* ***intermedium*** *und*

❼ *Os cuneiformia* ***laterale***.

Alle Fußwurzelknochen sind untereinander und mit den Nachbarknochen *(Malleolengabel, Mittelfußknochen)* durch **ECHTE GELENKE** verbunden.

Die Beweglichkeit ist allerdings durch **BÄNDER** stark eingeschränkt; z. T. liegen Amphiarthrosen vor.

Am Fuß unterscheidet man ein oberes und ein unteres **SPRUNGGELENK**.

- Das **OBERE SPRUNGGELENK** ist ein **SCHARNIERGELENK** zwischen **TIBIA UND FIBULA** *(Malleolengabel)* und dem **TALUS**.

- Das **UNTERE SPRUNGGELENK** ist **ZWEIGELENKIG** und besteht aus der gelenkigen Verbindung

  ➠ **TALUS - OS NAVICULARE** *(Kahnbein)* und
  ➠ **TALUS - CALCANEUS** *(Fersenbein)*.

  Im unteren Sprunggelenk sind Supinations- und Pronationsbewegungen möglich.

📖 **siehe Frage # 11**

Im Gegensatz zur Fußwurzel besteht die **HANDWURZEL** aus **8 KNOCHEN**. Schuld daran ist das Erbsenbein *(Os pisiforme)*, das eigentlich ein Sesambein, also einen verknöcherten Sehnenabschnitt darstellt.

Die Handwurzel enthält die Knochen

ⓑ ❶ **OS SCAPHOIDEUM** *(Kahnbein)*
ⓐ ❷ **OS LUNATUM** *(Mondbein)*
❸ **OS TRIQUETRUM** *(Dreiecksbein)*
❹ **OS PISIFORME** *(Erbsenbein)*
❺ **OS TRAPEZIUM** *(großes Vielecksbein)*
❻ **OS TRAPEZOIDEUM** *(kleines Vielecksbein)*
ⓒ ❼ **OS CAPITATUM** *(Kopfbein)*
❽ **OS HAMATUM** *(Hakenbein)*

Auch am Handgelenk gibt's einen proximalen und einen distalen Anteil.

- Der **PROXIMALE ANTEIL** wird vom Radius, von einem Diskus und von den ersten drei Handwurzelknochen gebildet. Es handelt sich um ein **EIGELENK**.

- Das **DISTALE HANDGELENK** wird von den Knochen der Handwurzel selbst gebildet; es ist ein **VERZAHNTES SCHARNIERGELENK**.

📖 **siehe Frage # 15**

Achtung Suchtgefahr

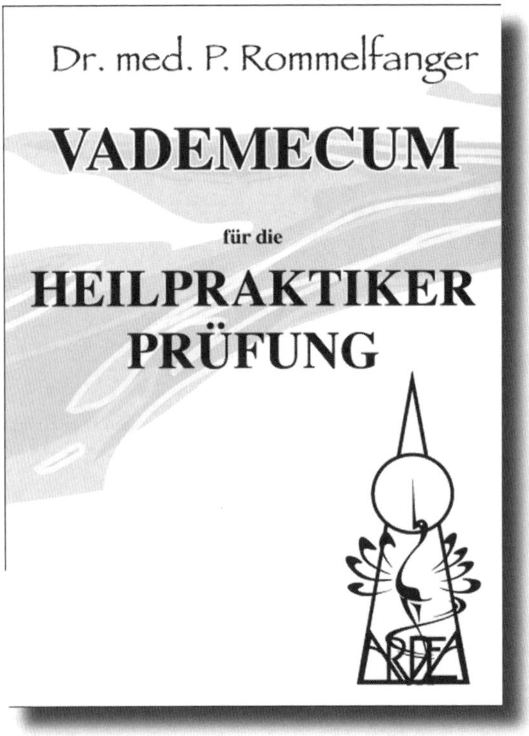

So kurz und übersichtlich hat Ihnen noch keiner den Prüfungsstoff nahegebracht - aber ACHTUNG! - kalkulieren Sie gleich ein, daß Sie dieses Buch nicht mehr weiterverkaufen werden. Das Buch macht seinem Namen alle Ehre. Vademecum, das heißt nämlich „geh mit mir“ und tatsächlich wird der Band Ihr ständiger Wegbegleiter werden - mehr noch, er wird IHR Buch werden, durch ständige Anmerkungen und Lernbrücken, die Sie sich im Lauf Ihrer Ausbildung (und die ist lebenslänglich) dazuschreiben werden. Die mittlerweile 2. **komplette Neuauflage** (insgesamt die 6. Auflage) ist natürlich auch auf das sogenannte Infektionsschutzgesetz abgestimmt.

Auch dieser Band ist direkt ab Verlag erhältlich bei portofreier Lieferung innerhalb Deutschlands.

18) Erklären Sie die Begriffe: Lordose, Kyphose, Skoliose.

Antwort:

☒ unter einer Lordose versteht man eine Krümmung der Wirbelsäule nach vorne *(ventral)*,

☒ unter Kyphose versteht man eine Krümmung der Wirbelsäule nach rückwärts *(dorsal)*.

☒ Unter einer Skoliose versteht man eine verstärkte Seitwärtskrümmung und Torsion der Wirbelsäule.

Na bitte, es geht doch - alles halb so wild.

Die Hauptaufgabe der **WIRBELSÄULE** ist die **ABFEDERUNG** der Bewegungen beim Gehen oder Laufen, so daß der Kopf immer ruhig getragen werden kann.

Deshalb gibt es Wasserkissen zwischen den einzelnen Wirbeln, die **BANDSCHEIBEN**.

Zusätzlich ist die Wirbelsäule doppelt S-förmig **GEBOGEN**.

- Die Krümmungen nach vorne heißen **LORDOSE**; sie sind im Hals- und Lendenwirbelbereich physiologisch.
- Die Krümmungen nach hinten heißen **KYPHOSE** und sind im Brustwirbel- und Kreuzwirbelbereich normal.

Wenn die normalen Krümmungen der Wirbelsäule verstrichen sind, spricht man von einem **FLACHRÜCKEN**.

Eine verstärkte Lendenlordose ist ein **HOHLKREUZ**.

Eine verstärkte Brustkyphose kann bei **OSTEOPOROSE** vorkommen *(Witwenbuckel)* oder beim **M. SCHEUERMANN**.

siehe Frage #6

Auf jeden Fall pathologisch ist eine **SKOLIOSE**. Sie entsteht fast immer aufgrund von Wachstumsfehlern.

Pathophysiologisch handelt es sich um eine **FIXIERTE SEITWÄRTSVERBIEGUNG** und um eine pathologische **ROTATION** der gesamten Wirbelsäule um die senkrechte Achse.

Die Rotation erkennt man am deutlichsten am sog. **RIPPENBUCKEL**:

beim Vorwärtsbeugen erkennt man, daß die Rippen seitenungleich hoch stehen.

Eine Skoliose kann auch zu einer Alteration der inneren Organe führen: bei einer Skoliose **4. GRADES** sitzt der Thorax direkt dem Becken auf und die Rippen ragen ins große Becken hinein.
Es braucht nicht sehr viel Phantasie, um sich vorzustellen, daß hier keines der betroffenen Organe mehr normal funktionieren kann.

NÜRNBERGER TRICHTER

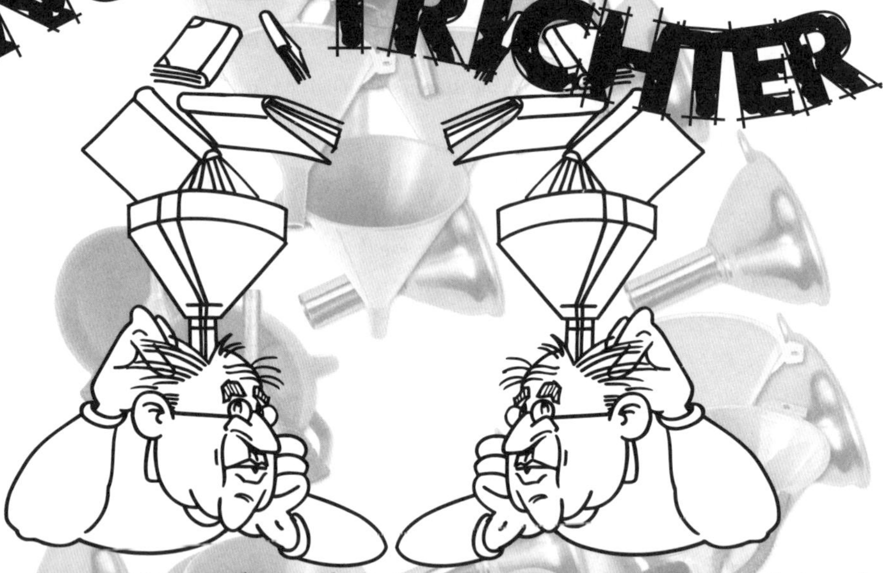

Das wär doch was! Unsere Bücher so richtig interaktiv, wo Sie auch mal Fragen stellen können und Sie bekommen eine Antwort! Wo Ihnen auch noch gezeigt wird, wie Sie einen Patienten untersuchen und wo Sie auch gleich dieses Wissen an einem Patienten ausprobieren dürfen - nein, nicht an einem virtuerllen Patienten, sondern an einem aus Fleisch und Blut (*Knochen natürlich auch*).

DAS wäre toll, was?

Wie Sie wissen, machen wir das Unmögliche möglich. Deshalb gibt es bei uns jedes Jahr in den Pfingstferien **DIE** Gelegenheit, von dem enormen Wissen Frau Dr. Rommelfangers zwei Wochen lang von morgens bis abends zu profitieren. Sie dürfen Fragen stellen, die Sie noch nie gestellt haben und kriegen Antworten, die Sie auch noch nie bekommen haben - und zwar die richtigen!

Ort der denkwürdigen Begegnung ist das ARDEA®-Ausbildungszentrum, mit allen seinen technischen Tricks und Finessen. Wenn Sie dieses Buch direkt vom Verlag bezogen haben (portofrei in Deutschland), haben Sie sicher unseren Flyer mit den aktuellen Terminen bekommen.

Wenn nicht, einfach im Internet unter www.ardea.de schauen, oder anrufen beim Ausbildungszentrum unter 0911-77 67 91 (zwischen $9.^{00}$ und $13.^{00}$).

19) Welche Aussage/n zur Osteoporose ist/sind richtig?

ⓐ es tritt in vielen Fällen ein Witwenbuckel auf.

ⓑ radiologisch ist eine verminderte Knochendichte nachweisbar.

ⓒ hängende Schultern sind ein typisches Frühzeichen.

ⓓ die Wirbelsäule ist schmerzhaft.

ⓔ Osteoporose tritt oft bei Östrogenmangel auf.

ⓕ Osteoporose tritt oft im Gefolge der Akromegalie auf.

ⓖ Rheumatiker sind osteoporosegefährdet.

ⓗ im Blut sind Calcium und Phosphat erniedrigt und die alkalische Phosphatase erhöht.

Ⓐ Alle Aussagen sind richtig.
Ⓑ Nur Aussagen a, b, d, e und g sind richtig.
Ⓒ Nur Aussagen a, b, c, d, e und h sind richtig.
Ⓓ Nur Aussagen b, d, e und h sind richtig.
Ⓔ Nur Aussagen a, c, e, f, g und h sind richtig.

Antwort:

☒ Lösung Ⓑ.

Unter **OSTEOPOROSE** versteht man einen allgemeinen **VERLUST VON KNOCHENGEWEBE**; also sowohl

- einen Verlust der **KALKSUBSTANZ**, als auch
- eine Verminderung der Dichte der **KNOCHENZELLEN**.

Da im Alter Alles nachlässt, gibt es auch eine sog. **SENILE OSTEOPOROSE**, die mit einem **ALTERSGEMÄSSEN** Verlust von Knochensubstanz einhergeht.

ⓔ Bei Frauen nach der **MENOPAUSE** beobachtet man jedoch häufig ca. 5 bis 10 Jahre nach der letzten Monatsblutung eine sog. **PRÄSENILE OSTEOPOROSE**, die Krankheitswert hat.

Der Östrogenmangel führt zu einer verminderten Aktivität der Osteoblasten, so daß der Knochen im Rahmen des normalen Umbaus zwar **ABGEBAUT**, aber nur verzögert oder gar nicht mehr aufgebaut werden kann.

In der Hauptsache betrifft die senile und die präsenile Osteoporose die

- **WIRBELSÄULE**,
- Becken und
- Thorax.

Die Osteoporose der Wirbelsäule verursacht **VERFORMUNGEN** der Wirbel *(Fischwirbel)* und **WIRBELEINBRÜCHE** *(Flachwirbel, Keilwirbel)*.

ⓓ Dadurch kommt es zu **ISCHIASÄHNLICHEN SCHMERZEN**, die oft die gesamte Wirbelsäule erfassen können. Die **BEWEGLICHKEIT** der Wirbelsäule wird deutlich eingeschränkt.

ⓐ Ein weiteres typisches Zeichen ist der **WITWENBUCKEL**, eine verstärkte **BRUSTKYPHOSE**, die oft noch mit einer **SKOLIOSE** vergesellschaftet ist.

ⓑ Osteoporose ist eigentlich eine **RÖNTGENDIAGNOSE**.

Man misst die Strahlentransparenz der Knochen und vergleicht sie mit den altersentsprechenden Werten. Von einer Osteoporose spricht man, wenn ca. 30 % des Knochengewebes verloren gegangen sind.

ⓖ Der **RHEUMATIKER** (*Grunderkrankung ist die **RHEUMATOIDE ARTHRITIS***) weiß ja sowieso nie, wann er mit seinen Krankheitssymptomen aufhören muß: er ist natürlich **auch** osteoporosegefährdet. Damit die Sache beim Rheumatiker noch etwas interessanter wird, kann es auch an so prekären Stellen, wie den obersten zwei Halswirbeln *(Axis und Atlas)* zur Osteoporose kommen.

Da bei einem osteoporotischen Knochen nie eine (pathologische) Fraktur auszuschließen ist - können Sie sich vorstellen, was passieren kann, wenn der Dens axis bricht oder von seinem angestammten Platz durch unsachgemäße Chiropraktik o. ä. luxiert wird....

ⓒ **HÄNGENDE SCHULTERN** sind nicht unbedingt typisch für die Osteoporose; *manche Menschen lassen nun mal die Flügel leichter hängen als andere....*

ⓕ Die **AKROMEGALIE** ist eine Hormonstörung, die mit einer erhöhten Konzentration von **WACHSTUMSHORMON** beim Erwachsenen einhergeht. Sie sorgt dafür, daß in der Peripherie alles wächst, was noch wachsen kann; es kommt daher zum **ANBAU VON KNOCHENSUBSTANZ**. Besonders widerlich kann das werden, wenn sich die Schädelknochen verdicken; sie haben nämlich die unangenehme Eigenschaft, nach innen zu wachsen und die Meningen zu irritieren.

siehe Amtsarztfragen Hormonsystem.

ⓗ *Tja, knapp daneben ist auch vorbei*. Bei der Osteoporose lassen sich im Blut überhaupt **KEINE** typischen Veränderungen nachweisen.

Eine Erhöhung der **ALKALISCHEN PHOSPHATASE** z. B. würde auf einen **ZERFALL VON OSTEOZYTEN** hinweisen: die Osteozyten zerfallen jedoch bei der Osteoporose nicht, wie z. B. bei einer Krebskrankheit oder bei Metastasen, sondern sie degenerieren schlicht und einfach und sind irgendwann sang- und klanglos verschwunden.

Im Gegenteil: bei der Osteoporose ist der Blutspiegel der alkalischen *(Knochen-)* Phosphatase **VERMINDERT**, da ja immer weniger Zellen da sind die zerfallen können. Wenn bei einem Osteoporosepatienten die alkalische Phosphatase ansteigt, freut man sich, da offensichtlich die Therapie gegriffen hat!

Eine Veränderung des **CALCIUM**- und/oder des **PHOSPHATSPIEGELS** würde man bei **HORMON-VERÄNDERUNGEN**, z. B. dem **HYPERPARATHYREOIDISMUS** beobachten. In diesem Fall wäre der Calciumspiegel im Blut erhöht, der Phosphatspiegel erniedrigt.

📖 **siehe Amtsarztfragen Hormonsystem**

Allgemein kann man sagen: bei einem **ERHÖHTEN CALCIUMSPIEGEL** könnten differentialdiagnostisch folgende Diagnosen in Erwägung gezogen werden:

- Knochenmetastasen *(mit Osteolyse)*
- Hyperparathyreoidismus
- Vitamin D - Überdosierung.

Ein **ERNIEDRIGTES BLUTCALCIUM** könnte hinweisen auf:

- Niereninsuffizienz
- akute Pankreatitis
- Hypoparathyreoidismus

Ein **ERHÖHTER PHOSPHATSPIEGEL** im Blut könnte auftreten bei:

- Knochenmetastasen *(mit Osteolyse)*
- Hypoparathyreoidismus

Ein **ERNIEDRIGTER PHOSPHATSPIEGEL** wäre möglich bei:

- Hyperparathyreoidismus
- **RACHITIS**

Sie sehen, so ohne weiteres ist ein erniedrigtes Phosphat mit gleichzeitig erniedrigtem Blutcalcium nicht zu erklären. Denkbar wäre höchsten noch eine deftige intestinale **MALABSORPTION** *(Sprue o. ä.)*

📖 *Falls Sie jetzt mit dem Hyper- und Hypoparathyreoidismus ganz durcheinander gekommen sind, noch mal im **Hormonsystem** nachlesen!*

20) Welche Aussage ist richtig?

Ein Stützmieder ...

Ⓐ fördert auf längere Sicht hin die Inaktivitätsatrophie der Wirbelsäule und Rumpfmuskulatur.

Ⓑ korrigiert eine statische Schwäche bei einem Beckenschiefstand.

Ⓒ kräftigt in erster Linie die Bauchmuskulatur

Ⓓ kräftigt in erster Linie die Rückenmuskulatur

Ⓔ ist geeignet zu einer primären Behandlung einer Wirbelkörperkompressionsfraktur.

Antwort:

☒ Lösung Ⓐ.

Ein **STÜTZMIEDER** ist ein Ungetüm aus Stützvorrichtungen die als orthopädische Maßnahmen meistens bei älteren Patienten mit einer bereits **INSUFFIZIENTEN RÜCKENMUSKULATUR** in Erwägung gezogen werden.
Mit einem Mieder wird z. B. der Schwerpunkt des Körpers auf die Wirbelsäule hin verlagert, so daß die Rückenmuskulatur nicht mehr so unphysiologisch beansprucht wird und damit die Rückenschmerzen weniger werden.

Ⓐ Wenn ein Mieder dauernd getragen wird, muß die Rücken- und Bauchmuskulatur allerdings nichts mehr tun und **ERSCHLAFFT** noch mehr. Im Gefolge davon wird auch der **KNOCHEN** abgebaut.

Ⓑ Ein **BECKENSCHIEFSTAND** kann z. B. aufgrund eines einseitigen Spitzfußes *(Lähmungen!)*, oder eines einseitigen O-Beins entstehen. Die Folge eines Beckenschiefstands wiederum kann eine **SKOLIOSE** sein.

Eine Skoliose behandelt man mittels Krankengymnastik, soweit das eben noch möglich ist. Wenn die Skoliose zu gravierend ist, verordnet man den Kindern Gipsliegeschalen, oder, ab dem Schulalter, das sog. Milwaukee-Korsett.

*Das **Milwaukee-Korsett** ist ein sog. aktives Stützmieder, das aus einem Metallrahmen besteht, der auf dem Becken aufsitzt, drei Metall/Kunststoff-Verstrebungen als Rahmenkonstruktionen und oben einem Halsring, der den Kopf trägt. Sie können sich vorstellen, wie bequem so ein „Privatgefängnis" ist. Der unbestrittene Vorteil des Milwaukee-Korsetts ist jedoch, daß dieses Stützkorsett dann besonders unbequem wird, wenn die Körperhaltung schlecht wird, d. h. das Kind wird zu einer ständigen **aktiven** Aufrichtung der Wirbelsäule veranlasst. Dadurch kommt es hier gerade **nicht** zu einer Muskel- und Knochenatrophie!*

Das normale Mieder übernimmt die Stütz- und Haltefunktion der Wirbelsäule; wenn so ein Mieder also über längere Zeit getragen wird, ist immer mit einem

ⒸⒹ ➠ Muskel- und Knochenschwund zu rechnen!

Ⓔ **KOMPRESSIONSFRAKTUREN** der Wirbel entstehen z. B. aufgrund einer **OSTEOPOROSE**. Bei diesen Kompressionsfrakturen sintert der Wirbelkörper in sich zusammen. Da sich jedoch die Spongiosabälkchen sofort ineinander verzahnen, sind die meisten Wirbelkompressionsfrakturen neurologisch ohne Befund *(d. h. ohne Beteiligung von Nerven oder des Rückenmarks)* - Ausnahmen können natürlich aber immer die Regel bestätigen.

Solche **STABILEN BRÜCHE** werden in der Regel so versorgt, daß man den Patienten bis zum Abklingen der akuten Schmerzsymptomatik **FLACH** lagert, und dann **KRANKENGYMNASTIK** zur Stärkung der Bauch- und Rückenmuskulatur verordnet.

Lediglich **INSTABILE BRÜCHE** *(Luxationsfrakturen)* werden durch ein sog. **3-PUNKT-MIEDER** versorgt. Ein Dreipunktmieder ist ein Gipskorsett, das sich am Brustbein, der Symphyse und an der Lendenwirbelsäule abstützt.

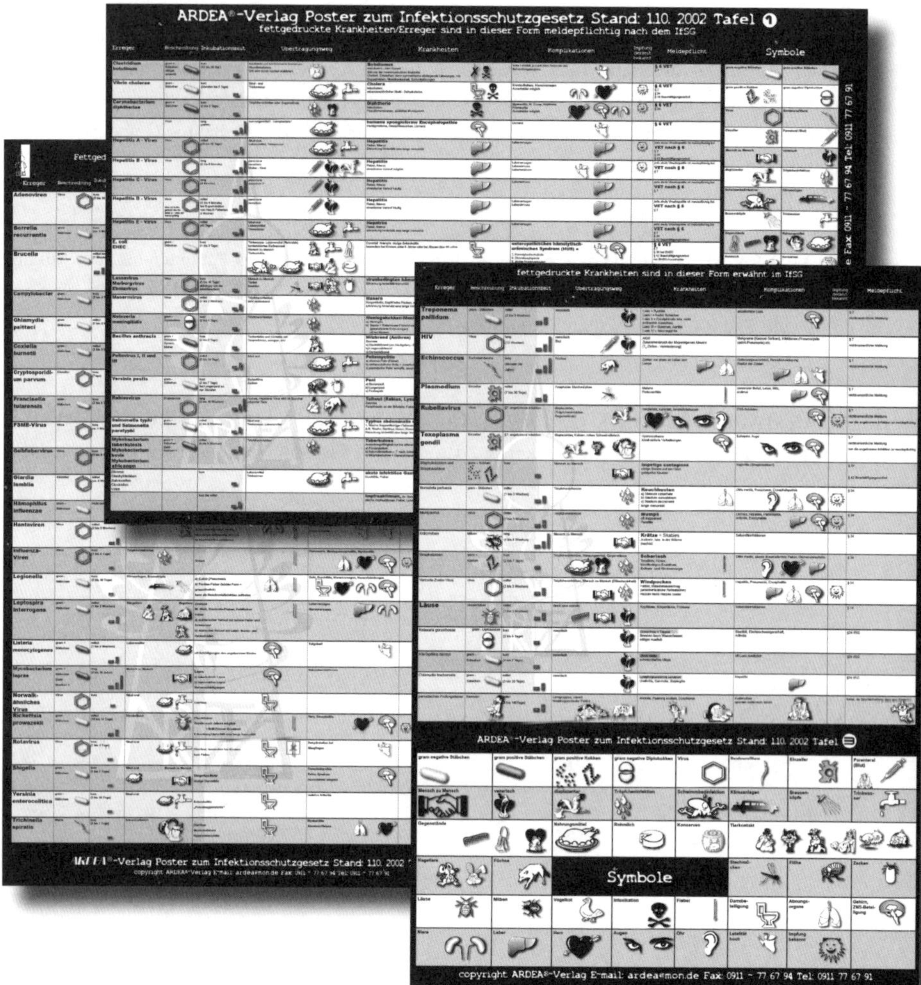

Unsere **Poster der Infektionskrankheiten**

Auf drei Poster verteilt im passenden zum-auf-die-Tür-kleben-Format (ca 50x70) nach der besten und einzigen Systematik strukturiert, die sich für das Infektionsschutzgesetz überhaupt noch finden läßt. Alle drei Poster (Schwarz/weiß) zusammen sind ein Satz. Ein Satz kostet (noch) 19,80 Euro zuzüglich **einmal** Porto. Wenn Sie sich zusammentun und mehrere Sätze bestellen, sparen Sie sich das Porto.

Zu bestellen direkt beim Verlag:

Tel: 0911-77 67 91 Fax: 0911-77 67 94 oder per mail ardea@mon.de

21) Welche Aussage/n ist/sind richtig?

Zum Kniegelenk gehören folgende Strukturen ...

ⓐ Ligg. cruciata (*Kreuzbänder*)

ⓑ Lig. longitudinale posterior (*hinteres Längsband*)

ⓒ Meniscus medialis

ⓓ Patella (*Kniescheibe*)

ⓔ Condylus medialis und lateralis (*mittlerer und seitlicher Rollhügel*) des Femurs

Ⓐ Alle Aussagen sind richtig.
Ⓑ Nur Aussagen a, c und e sind richtig.
Ⓒ Nur Aussagen a, b, c und d sind richtig.
Ⓓ Nur Aussagen c und d sind richtig.
Ⓔ Nur Aussagen a, b, d und e sind richtig.

Antwort:

☒ Lösung Ⓑ.

Das **KNIEGELENK** stellt die gelenkige Verbindung zwischen dem

- **FEMUR** und der
- **TIBIA** dar.

Das **WADENBEIN**, die Fibula beteiligt sich **NICHT** an dem Gelenkaufbau.

Glauben Sie's mir: ein intensiver Blick in den Anatomieatlas erleichtert Vieles!

ⓔ Der **FEMUR** verbreitert sich distal zu zwei sog. **ROLLHÜGELN** *(Condylen)*.
Es gibt davon einen mittleren und einen seitlichen (*Condylus medialis und Condylus lateralis*).

Die **TIBIA** besitzt ebenfalls zwei Rollhügel (*auch einen medialen und einen lateralen*).

ⓒ Trotzdem passen die Gelenkflächen nicht zueinander, deshalb gibt es im Kniegelenk zwei faserknorpelige u-förmige Scheiben, die **MENISCI**.

- Der **MEDIALE MENISKUS** ist halbmondförmig, etwas größer als der laterale und mit der Gelenkkapsel breitflächig verwachsen.
- Der **LATERALE MENISKUS** ist etwas kleiner, mehr rund und beweglicher.

Deshalb ist die **VERLETZUNGSGEFAHR** beim lateralen Meniskus geringer als beim medialen; er kann leichter ausweichen.

Da das Kniegelenk ein **GELENK MIT BANDFÜHRUNG** ist, gibt's hier jede Menge Bänder, die die Gelenkkapsel unterstützen.

ⓐ Die **KREUZBÄNDER** verlaufen, wie der Name sagt, kreuzweise, also quer durch das Gelenk. Es gibt

- ein **VORDERES KREUZBAND** *(Lig. cruciatum ant.)*, das vom lateralen Femurkondylus nach vorne medial verläuft und
- ein **HINTERES KREUZBAND** *(Lig. cruciatum post.)*, das vom medialen Kondylus nach schräg hinten unten verläuft.

☞ Die Kreuzbänder sorgen dafür, daß das Knie *(auch)* **IN GEBEUGTER STELLUNG** seine **STABILITÄT** bewahrt.

Wissen Sie noch, mit welcher Untersuchung man die Kreuzbänder testet?

Das **SCHUBLADENPHÄNOMEN - siehe Frage # 4**

ⓑ Nun, sooo viele Bänder gibt's auch wieder nicht. Es gibt am Knie ein inneres und äußeres **LÄNGSBAND** (*Lig. collaterale laterale und mediale*).

Die Längsbänder stabilisieren das Knie in der **LÄNGSRICHTUNG**.

Im hinteren Teil des Kniegelenks gibt's keine zusätzlichen Bänder; hier stabilisiert die **GELENKKAPSEL** selbst.

ⓓ Die **PATELLA**, die Kniescheibe, gehört nicht zum Gelenk, sondern zum **OBERSCHENKELMUSKEL**, dem **M. QUADRICEPS**.

Die Patella stellt ein sog. **SESAMBEIN** dar, also einen verknöcherten Sehnenabschnitt. Sesambeine gibt's überall dort, wo Sehnen über Knochen gleiten.

*Außer der Patella kennen Sie noch das **ERBSENBEIN** (Os pisiforme). Das Erbsenbein ist ein Sesambein in der Sehne des **M. FLEXOR CARPI ULNARIS**.*

Ausbildung

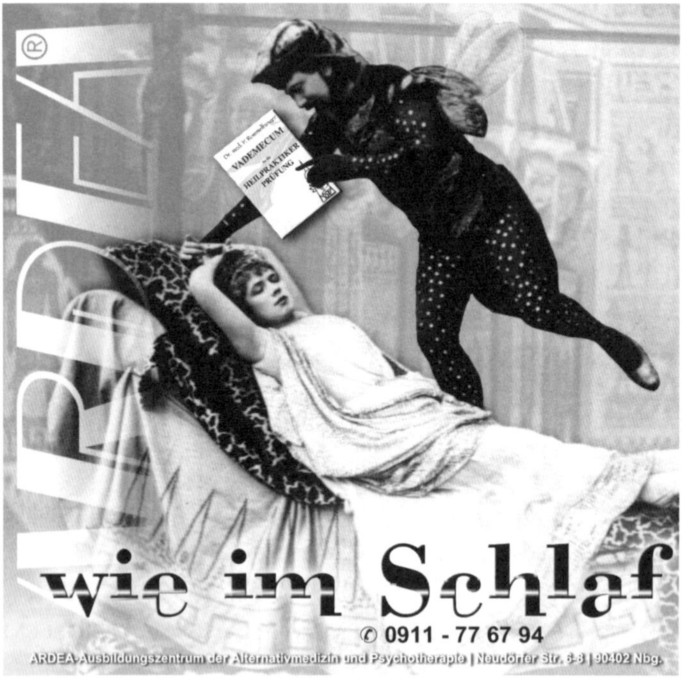

Gar nicht so schwer - fragen Sie nur unsere Schülerinnen und Schüler.

Wie - Sie wohnen zu weit weg?

Na, wenn das kein Grund ist, unseren

NUERNBERGER TRICHTER

zu besuchen. Zwei Wochen lang **Rommelfanger pur** - von 10 bis 18 Uhr, Theorie und Praxis direkt von der Quelle.
Gönnen Sie sich die beste Ausbildung die es gibt wenigstens für zwei Wochen Ihres Lebens.
Infos: Tel. 0911-77 67 91 ca. 9.⁰⁰ - 13.⁰⁰ oder unter http://www.ardea.de rund um die Uhr.

22) Welche Aussage ist richtig?

Das Iliosakralgelenk verbindet ...

- Ⓐ das Kreuzbein mit dem Steißbein
- Ⓑ das rechte Schambein mit dem linken Schambein
- Ⓒ das Schambein mit dem Kreuzbein
- Ⓓ das Sitzbein mit dem Schambein
- Ⓔ das Kreuzbein mit dem Darmbein

Antwort:

☒ Lösung Ⓔ.

Na bitte.

Meistens sind die lateinischen Namen präziser als die deutschen - man muß nur erst mal seine Scheu davor überwinden.

Zerpflücken wird doch mal das Ilio-Sakral-Gelenk:

Nun, was ein Gelenk ist, das wissen Sie.

- Das **OS ILIUM** ist - *Lateiner vor* ➠ das **DARMBEIN**;
- Das **OS SACRUM** ist - *Ihr Einsatz bitte* - ➠ das **KREUZBEIN**.

Nicht wahr, die lateinischen Namen klingen nicht nur besser, sie geben auch präzisere Hinweise, um was es sich eigentlich handelt.

Wenn wir gerade dabei sind, noch ein paar Vokabeln:

- das **STEISSBEIN** heißt - ➠ **OS COCCYGIS**
- das **SCHAMBEIN** heißt - ➠ **OS PUBIS**
- das **SITZBEIN** heißt - ➠ **OS ISCHII**.

? Frage: wo liegt dann die **SYMPHYSE**?

Genau: hier sind wir zwischen den beiden Schambeinen *(Os pubis)* zuhause.

Alles klar?

23) Welche Aussage/n ist/sind richtig?

Diejenigen Skelettmuskeln, die sich auf der Innenseite (*Medialseite*) des Unterarms befinden, haben folgende Funktionen:

ⓐ Streckung der Finger und Streckung des Handgelenks

ⓑ Spreizen der Finger

ⓒ Beugen des Ellenbogengelenks

ⓓ Beugen der Finger und des Handgelenks

ⓔ Streckung des Ellenbogengelenks

Ⓐ Alle Aussagen sind richtig.
Ⓑ Nur Aussage d ist richtig.
Ⓒ Nur Aussage a ist richtig.
Ⓓ Nur Aussagen a und b sind richtig.
Ⓔ Nur Aussagen a, b und d sind richtig.

Antwort:

☒ Lösung Ⓑ.

ⓓ Auf der **INNENSEITE DES UNTERARMS** *(Medialseite)* befinden sich Muskeln, die der **BEUGUNG** des Handgelenks und der Finger dienen. Wenn Sie sich im Klaren sind, daß sich ein Muskel immer nur verkürzen (*oder entspannen*) kann, ergibt sich aus der Funktion zwangsläufig seine anatomische Lage.

Kennen Sie noch einige Beuger am Unterarm?

Es gibt

- einen **M. FLEXOR CARPI RADIALIS**
- einen **M. FLEXOR CARPI ULNARIS**
- einen tiefen **FINGERBEUGER** *(M. flexor digitorum profundus)* und
- einen oberflächlichen **FINGERBEUGER** *(M. flexor digitorum superficialis)*.

ⓐ Die **STRECKMUSKELN** der Hand und der Finger befinden sich logischerweise daher auf der **RÜCKSEITE** *(Dorsalseite, Außenseite)* des Unterarms.

ⓑ Die **FINGERSPREIZUNG** wird durch kleine Muskeln bewerkstelligt, die in der Hand selbst liegen. Bei der Fingerspreizung sind beteiligt:

- die **MM. INTEROSSEI DORSALES** und
- die **MM. INTEROSSEI PALMARES**

ⓒ Die Muskeln, die die **BEUGUNG IM ELLENBOGENGELENK** auf dem Gewissen haben, liegen in der Hauptsache am Oberarm:

- der **M. BICEPS** und
- der **M. BRACHIALIS**.

*Wissen Sie noch eine Besonderheit des **M. BICEPS**? Die lange Bicepssehne setzt an der Scapula an und verläuft durch das Schultergelenk. Die Sehne kann daher bei **SCHULTERGELENKSERKRANKUNGEN** mit geschädigt werden.*

- Zusätzlich hat der **M. BRACHIORADIALIS** außer der Funktion der Zuggurtung noch eine **BEUGEFUNKTION**; er liegt jetzt allerdings am Unterarm auf der Innenseite.

ⓔ Die **STRECKMUSKELN** fürs Ellenbogengelenk liegen ebenfalls am Oberarm; es handelt sich um dem **M. TRICEPS BRACHII**. Der M. triceps beginnt an der Scapula und am Humerus und setzt an der Ulna an.

24) Welche Aussage/n ist/sind richtig?

Folgende Knochen sind am Aufbau der Schädelbasis beteiligt:

ⓐ Basisknochen (Os basilare)

ⓑ Siebbein (Os ethmoidale)

ⓒ Jochbein (Os zygomaticum)

ⓓ Schläfenbein (Os temporale)

ⓔ Keilbein (Os sphenoidale)

ⓕ Hinterhauptsbein (Os occipitale)

Ⓐ Alle Aussagen sind richtig.
Ⓑ Nur Aussagen b, d und e sind richtig.
Ⓒ Nur Aussagen a, b, d, e und f sind richtig.
Ⓓ Nur Aussagen a, c, e und f sind richtig.
Ⓔ Nur Aussagen b, d und e sind richtig.

Antwort:

☒ Lösung Ⓒ.

Man sollte nicht nur was im Kopf drin haben, man sollte auch wissen, hinter welchen Knochen die Weisheit verborgen sein könnte.

Der „Grundstein“ der **SCHÄDELBASIS** ist

ⓐ der **BASISKNOCHEN** *(Os basilare)*, der sich aus dem

ⓕ ● **OS OCCIPITALE**, dem **HINTERHAUPTSBEIN** und dem

ⓔ ❍ **OS SPHENOIDALE**, dem **KEILBEIN** zusammensetzt.

☞ ● Das **OS OCCIPITALE** enthält das **FORAMEN OCCIPITALE MAGNUM** und die Gelenkflächen für die oberen **KOPFGELENKE**. Das Os occipitale beherbergt das **KLEINHIRN** und den **OCCIPITALLAPPEN** des Großhirns.

☞ ❍ Das **OS SPHENOIDALE** hat die Gestalt eines Insekts mit 3 Flügelpaaren und enthält die **SELLA TURCICA**.

Die Sella turcica enthält die **HYPOPHYSE**.

ⓓ In den seitlichen Winkel zwischen dem Os occipitale und dem Os sphenoidale schmiegt sich jeweils ein **SCHLÄFENBEIN - OS TEMPORALE** - ein. (*Der Mensch besitzt also* **2** *Schläfenbeine- klingt plausibel - oder?...*)

☞ Einen Teil des Schläfenbeins bezeichnet man als **FELSENBEIN**; das Felsenbein hat die Form einer dreiseitigen **PYRAMIDE** und enthält das **INNENOHR** und das **MITTELOHR**. Dem Os temporale liegt innen der **SCHLÄFENLAPPEN** *(Lobus temporalis)* des Großhirns an.

☞ Den Abschluss der Schädelbasis nach vorne bildet das **STIRNBEIN, OS FRONTALE**. Das Stirnbein ist beim Kind noch paarig; es verschmilzt später zu einem einzigen Knochen. Das Stirnbein bildet den oberen Abschluss der **ORBITA**, enthält die **STIRNHÖHLEN** und beherbergt den vorderen **GROSSHIRNLAPPEN** *(Lobus frontalis)*.

ⓑ ☞ Leider, leider klafft da zwischen dem Os sphenoidale und dem Os frontale noch eine kleine Lücke, die durch das **SIEBBEIN, OS ETHMOIDALE** geschlossen, wird.

Das Siebbein enthält im oberen Teil, also in dem Teil, der sich an der Schädelbasis beteiligt, die **LAMINA CRIBROSA**.

Die Lamina cribrosa ist ein vielfach durchbrochener Knochen; oben liegt der **BULBUS OLFACTORIUS** des Riechnerven.
Durch die Öffnungen des Knochens ziehen die **RIECHFÄDEN** vom Bulbus olfactorius zu den Riechepithelzellen in der **NASENSCHLEIMHAUT**.

ⓒ Nur das **JOCHBEIN** beteiligt sich nicht an der Schädelbasis; das Jochbein gehört zu den **GESICHTSSCHÄDELKNOCHEN** *(Splanchnocranium)*.

Das Jochbein verbindet das Os frontale, die Maxilla *(Oberkieferknochen)* und das Os temporale und bildet die laterale Wand der Orbita.

💡 Die Außenfläche des Jochbeins bestimmt im wesentlichen die Gestalt des Gesichts.

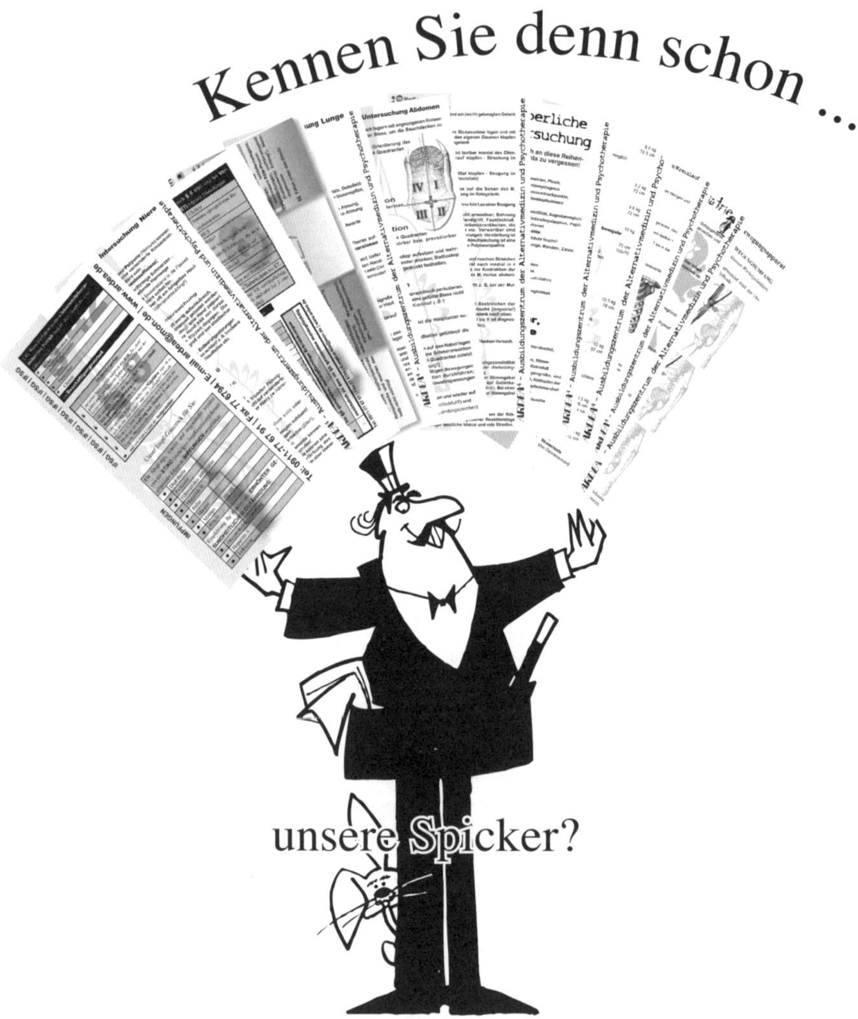

Wir wissen, daß es ein paar Sachen gibt, die man entweder ums verrecken nicht in die Rübe kriegt oder die man immer wieder verwechselt oder die man nicht oft genug lernen kann. Wir wissen das, weil wir schon so lange im Prüfungssketor arbeiten und weil sich schon Generationen von Student/inn/en damit plagen. Deshalb gibt es von uns diese Quälgeister in Form von Spickern, damit der Inhalt einfach präsent ist. Sie werden staunen, was da alles hängenbleibt, wenn Sie ständig den Spicker mit sich rumziehen.
Das Format ist wie ein Briefumschlag (DIN lang) und läßt sich prima als Lesezeichen in ihren Amtsarztfragen verwenden. Damit die Spicker auch ihrem Dauereinsatz stand halten, sind sie alle eingeschweißt. Welche Spicker gibt es?
🕮 schauen Sie doch mal auf Seite 30 rein

25) Welche Aussage/n zur Spondylarthritis ankylopoetica ist/sind richtig?

ⓐ In den meisten Fällen ist die alkalische Phosphatase erhöht.

ⓑ Beginn meist an den Iliosacralgelenken.

ⓒ Typisches Erkrankungsalter 50. bis 60. Lebensjahr.

ⓓ Oft ist HLA B 27 nachweisbar.

ⓔ Der Rheumafaktor ist positiv.

ⓕ Es sind ausschließlich Gelenke der Wirbelsäule betroffen.

ⓖ Eine Beteiligung der Iris ist möglich.

ⓗ Die BKS kann erhöht sein.

Ⓐ Alle Aussagen sind richtig.
Ⓑ Nur Aussagen b, d, g und h sind richtig.
Ⓒ Nur Aussagen a, c, d, e, und g sind richtig.
Ⓓ Nur Aussagen b, c, d und g sind richtig.
Ⓔ Nur Aussagen e, g und h sind richtig.

Antwort:

☒ Lösung Ⓑ.

Der **M. BECHTEREW** heißt auch **ANKYLOSIERENDE SPONDYLITHIS** oder **SPONDYLARTHRITIS ANKYLOPOETICA**.

☞ Ergo: es handelt sich um eine **ENTZÜNDUNG DER WIRBELGELENKE** mit darauf folgender Verknöcherung.

🕮 **siehe Frage # 14**

Der M. Bechterew verläuft **SCHUBWEISE** und beginnt in der Regel

ⓒ ➠ zwischen dem 20. und 30. Lebensjahr.

ⓑ Oft sind als erstes die **SACROILIACALGELENKE** und die Wirbelgelenke der Lendenwirbelsäule im Sinne einer Entzündung *(Arthritis)* betroffen.

Eine **ARTHRITIS** macht sich, im Gegensatz zu einer Arthrose, in **RUHE** mehr bemerkbar als unter Bewegung: in Ruhe kann sich das entzündliche **ÖDEM** schön im Gelenkspalt ansammeln und die *(gut innervierte)* Gelenkkapsel dehnen. Bei der Bewegung wird ein entzündliches Ödem wieder resorbiert.

Deshalb geht es Patienten, die unter einer Arthritis leiden, oft während Ruhepausen und in der **NACHT** schlecht.

➠ Beim M. Bechterew heißt das Stichwort **TIEFSITZENDE NÄCHTLICHE** *(eigentlich frühmorgendliche)* **KREUZSCHMERZEN**.

ⓕ Nun, zu allem Unglück kann sich die Krankheit auch noch auf andere Gelenke ausbreiten. Manchmal wird in der Literatur zwischen dem

▼ M. Bechterew und dem

✷ M. Strümpell-Pierre Marie unterschieden.

➠ ▼ Der **M. BECHTEREW** soll sich nur auf die **WIRBELSÄULE** beschränken,

➠ ✷ der **M. STRÜMPEL-PIERRE MARIE** betrifft zusätzlich auch die großen **EXTREMITÄTENGE-LENKE**.

Nach dieser Definition wäre der M. Strümpell-Pierre Marie wesentlich **HÄUFIGER** als der „Orginal-Bechterew".

ⓗ Ein Teil der Erkrankungsfälle geht mit einer Erhöhung der **BKS** einher; die BKS ist, wenn überhaupt, dann natürlich im Schub beschleunigt.

ⓔ Die **RHEUMASEROLOGIE** ist negativ; es handelt sich ja auch nicht um eine rheumatoide Arthritis *(Rheumafaktor nachweisbar)*, sondern eben um den Bechterew.

ⓓ Beim M. Bechterew ist oft ein bestimmtes Gewebsantigen, das **HLA** *(human leucocyte antigen)* mit Namen **B 27** nachweisbar.

Patienten mit dem Antigen haben wohl in diesem Leben etwas abzubüßen: sie haben ein erhöhtes Risiko nicht nur an M. Bechterew, sondern auch an

- M. Crohn,
- Psoriasis,
- M. Behçet oder
- Colitis ulcerosa zu erkranken.

siehe Amtsarztfragen IMMUNOLOGIE.

ⓖ Manchmal gehört der Bechterewpatient zu denjenigen, die nicht genug bekommen. Er ist ebenfalls Anwärter auf

- eine **AUGENENTZÜNDUNG** der unangenehmen Sorte *(Iritis),*
- **HERZKLAPPEN**- und **AORTA-PROBLEME** oder auch einfach nur
- bohrende **FERSENSCHMERZEN**, die schwer zu beeinflussen sind.

ⓐ Die **ALKALISCHE PHOSPHATASE** ist beim Bechterew nicht erhöht.

Die Erhöhung der Knochenphosphatase weist auf einen *(ziemlich überstürzten)* Abbau von Knochensubstanz und vor allem Knochenzellen hin; sie ist also ein Hinweis auf einen Knochenzellzerfall

- Karzinome,
- Metastasen,
- Plasmozytom oder
- Leukosen.

26) Welche Aussage ist richtig?

Die Epiphysenfuge ist ...

Ⓐ eine Knochenwachstumsfuge
Ⓑ eine Schädelnaht
Ⓒ eine pathologische Knochenverbindung
Ⓓ eine angeborene Mißbildung
Ⓔ der Gelenkspalt

Antwort:

☒ Lösung Ⓐ.

Wieder mal eine Sechserbremse.

- Im Bereich der langen Röhrenknochen wächst der Knochen an der **DIAPHYSE** durch Zellen des Periosts in die **BREITE**,
- im Bereich der **EPIPHYSENFUGE** wächst der kindliche Knochen in die **LÄNGE**.

Die Epiphysen sind beim kindlichen Knochen durch eine Knorpelschicht, den Epiphysenknorpel mit der Diaphyse verbunden.

Die **EPIPHYSE** enthält einen **KNOCHENKERN**.

- Einerseits vergrößert sich der Knochenkern ständig und wandelt Knorpel in Knochengewebe um,
- andererseits teilen sich ständig die Zellen des Epiphysenknorpels und sorgen so für das Längenwachstum des Knochens.

Ⓐ Diesen Wettlauf verliert der Epiphysenknorpel, die Epiphysenfuge verknöchert in der **PUBERTÄT** und ist als Wachstumsfuge als feine Linie im erwachsenen Knochen sichtbar.

Ⓑ Eine **SCHÄDELNAHT** heißt **SUTUR**. Schädelnähte sind unechte Gelenke,

- also **SYNARTHROSEN**

Es kann sich um **SYNCHONDROSEN** oder **SYNOSTOSEN** handeln.

siehe Frage # 5

Ⓒ Eine pathologische Knochenverbindung kann z. B. nach einer **FRAKTUR** entstehen, wobei die beteiligten Knochen falsch zusammenwachsen. *Dieses Missgeschick hat aber keinen besonderen Namen.*

Ⓓ Die **EPIPHYSENFUGE** ist auch keine Missbildung - im Gegenteil, wir sind dankbar, daß es sie gibt.

Ⓔ Der **GELENKSPALT** ist u. a. ein Kennzeichen eines echten Gelenks, einer **DIARTHROSE**. Er ist mit Synovia *(Gelenkschmiere)* gefüllt.

27) Welche Aussage/n ist/sind richtig?

Folgende Tumore metastasieren bevorzugt in das Skelett:

ⓐ Schilddrüsen-Karzinom
ⓑ Prostata-Karzinom
ⓒ Mamma-Karzinom
ⓓ Bronchial-Karzinom
ⓔ Nieren-Karzinom

Ⓐ Alle Aussagen sind richtig.
Ⓑ Nur Aussagen a und e sind richtig.
Ⓒ Nur Aussagen b und e sind richtig.
Ⓓ Nur Aussage c ist richtig.
Ⓔ Nur Aussage d ist richtig.

Antwort:

☒ Lösung Ⓐ.

Nun, ein Unglück kommt selten allein.

MALIGNE TUMORE metastasieren immer gerne dorthin, wo eine reichhaltige **GEFÄSSVERSORGUNG** vorliegt, und damit sind die **KNOCHEN** allgemein für Metastasen sehr anfällig.

KNOCHENMETASTASEN können sich

- einmal durch **SCHMERZEN** bemerkbar machen, nämlich genau dann, wenn die Metastase gerade dabei ist, die Zellen des Periosts zu lysieren oder
- sie machen durch eine **SPONTANFRAKTUR** auf sich aufmerksam.

Die Spontanfraktur kommt dadurch zustande, daß die Metastasen ja Fremdgewebe im Knochen darstellen; sie sind **WEICH** und vermindern damit die Stabilität des Knochens.

In der „Hitparade der Knochenmetastasen" liegt das

1. **MAMMA-CA** an vorderster Stelle, dicht gefolgt von dem
2. **BRONCHIAL-CA**.

Weiterhin können sämtliche

3. Karzinome der **GENITALORGANE** *(auch Prostata)*, sowie die
4. **NIEREN-KARZINOME** *(Hypernephrome)* in den Knochen Metastasen setzen.

An der 5. Stelle liegt das

5. **SCHILDDRÜSEN-CA**,

an 6. Stelle kommen

6. **SARKOME**, also entartete Zellen des **BINDEGEWEBES** *(Ewing-Sarkom, Chondrosarkom etc.)*

28) Welche Aussage ist richtig?

Der Untersuchungsbefund „tanzende Patella“ ist ein typisches Zeichen für ...

Ⓐ ein Ödem eines Schleimbeutels in der Kniegelenksregion

Ⓑ eine Schädigung des Streckapparats des Oberschenkels

Ⓒ eine Krampfaderbildung an der Medialseite des Kniegelenks

Ⓓ Flüssigkeitsansammlung im Kniegelenk

Ⓔ eine allgemeine Weichteilschwellung in der Kniegelenksregion, wie sie bei einer Arthrose vorkommt.

Antwort:

☒ Lösung Ⓓ

Na, schon wieder alles vergessen, was in Frage # 4 gestanden hat?

Eine Patella tanzt - genau wie Sie - wenn sie genügend Spielraum hat.

Ⓓ Der Spielraum wird durch ein **ÖDEM INNERHALB DER KNIEGELENKSKAPSEL** zur Verfügung gestellt.

Man lässt die **PATELLA** tanzen, indem man beim liegenden Patienten die Kniescheibe mittels der Hautfalte zwischen Daumen und Zeigefinger nach unten schiebt, also die Quadricepssehne entlastet. Mit der anderen Hand drückt man leicht auf die Patella; wenn ein **ERGUSS IM KNIEGELENK** ist, bemerkt man ein **NACHFEDERN** *(das Tanzen)*, wenn das Kniegelenk normal ist, liegt die Kniescheibe fest auf ihrer Unterlage.

*Alles klar? - Also, dann **sofort irgendwo ausprobieren!***

Ⓐ In der Kniegelenksregion gibt es tatsächlich einige **SCHLEIMBEUTEL**.

Schleimbeutel entstehen überall dort, wo es etwas **ABZUPOLSTERN** gilt; also, wenn Sehnen über Knochen gleiten sollen, oder auch wenn man Sehnen untereinander oder gegen Muskeln abpolstern will. Schleimbeutel können sich je nach Bedarf bilden oder wieder verschwinden.

Ein Ödem in einem Schleimbeutel kommt am häufigsten durch ein **TRAUMA** zustande, z. B. wenn man im wahrsten Sinn des Wortes auf die Knie **fällt**.

Der Schleimbeutel entzündet sich dann, schmerzt und ist ein tastbarer „**TUMOR**“, eine Schwellung.

Ⓑ Der Streckapparat des Oberschenkels wird von dem **M. QUADRICEPS** gebildet.

Dieser 4-köpfige Muskel hat seinen Ursprung am **FEMUR** und am **OS ILIUM** und setzt mit einer kräftigen Sehne an der **TIBIA** an. Diese Sehne enthält auch die **KNIESCHEIBE**; die Kniescheibe ist ein **SESAMBEIN** und verhindert, daß die Sehne über den Knochen reibt und dabei geschädigt wird.

Ein **ABRISS DER PATELLARSEHNE** führt also zu einem tastbaren und sichtbaren **HOCHSTAND DER KNIESCHEIBE**.

Ⓒ **KRAMPFADERN** im Bereich des Kniegelenks führen zunächst zu keinen weiteren Beschwerden; *maximal zu einem gestörten Selbstwertgefühl infolge der Optik.*

Varizenknoten entstehen tatsächlich besonders gern an der Medialseite des Knies.

? *Wissen Sie noch wieso?*

Hier mündet die **V. SAPHENA PARVA** in die **V. SAPHENA MAGNA** und damit ist hier eine „physiologische Schwachstelle“.

siehe Amtsarztfragen HERZ/KREISLAUF KLINIK.

Ⓔ Die **WEICHTEILSCHWELLUNG** im Bereich des Kniegelenks kommt typischerweise im Verlauf einer

- **ARTHROSE** vor.

Eine Arthrose erkennt man röntgenologisch an der Bildung von sog. Randzacken, das sind verknöcherte Gelenkkapselansätze.

Die „dicken Knie“ der Arthrosepatienten haben ihre Ursache in diesen zusätzlichen Knochenwucherungen. Je dünner der Gelenkknorpel ist, je instabiler das Gelenk wird - und damit je schmerzhafter der Prozess ist, umso deutlicher bilden sich diese Knochenspangen um das Gelenk bis sie irgendwann zu einer kompletten Umwucherung und Versteifung des Gelenks führen. Dann ist das Gelenk stabil und schmerzfrei.

Die Patella tanzt hier nicht; nur auf dem Rücken einer **ARTHRITIS** - eines Kniegelenksergusses!

Amtsarztfragen	
	Atmungsorgane
	Bewegungsapparat
	Checkbuch
	Differentialdiagnose Band I
	Differentialdiagnose Band 2
	Gesetzeskunde 2.0 (IfSG)
	Bundle Gesetzeskunde (BSeuchG) & update & Gesetzeskunde (IfSG) 2.0
	Hämatologie
	Hals-Nase-Ohren
	Herz/Kreislauf Vorklinik
	Herz/Kreislauf Klinik
	Hormonsystem
	Immunologie
	Infektionskrankheiten
	Mikrobiologie/Hygiene
	Niere
	Nervensystem Vorklinik
	Nervensystem Klinik
	Notfallmedizin
	Psychiatrie
	Psychotherapie Band 1
	Psychotherapie Band 2
	Psychotherapie Band 3
	Stoffwechselerkrankungen
	Vademecum HP
	Vademecum Psychotherapie
	Verdauungsorgane Vorklinik
	Verdauungsorgane Klinik
Lehrbücher	
	Grundlagen d. psychoneuralen Therapie®
	Die Segmenttherapie
	Atlas der Reflexzonendiagnose
	Aktuelle Gesetzeskunde

Nebenstehend eine Auflistung der Titel von Frau Dr. Rommelfanger im ARDEA-Verlag.

In der Reihe der Amtsarztfragen wird anhand von authentischen Prüfungsfragen der Prüfungsmodus vermittelt, sowie durch die Kommentierung der Fragen durch Frau Dr. Rommelfanger das jeweilige Wissensgebiet erarbeitet.

Das Checkbuch ist für Sie die Messlatte, wie weit Sie mit Ihrem Wissensstand sind. Durch die willkürliche Auswahl aus dem gesamten Stoffgebiet, sowie der Auswertungsmöglichkeit, können Sie 4 Prüfungen simulieren, ohne 4 mal die Prüfungsgebühr zu bezahlen.

Bei den Lehrbüchern gibt es zum einen die aktuelle (*aktualisierte*) Gesetzeskunde als Paragraphenwerk mit Kommentar (*Rommelfanger*). Die Fragen zu den Gesetzen dürfen Sie sich hier selber stellen.

Das Zuckerle haben wir uns zum Schluß aufgehoben: Die

Schriften zur Neuraltherapie

Hier hat Frau Dr. Rommelfanger uns die wissenschaftlichen Hintergründe der Regelkreise von Erkrankungen zusammengefaßt, sowie die Behandlung durch Neuraltherapie über die Segmente. Eine bildhafte Erfassung und Darstellung zur Diagnose und Therapie finden Sie schließlich in ihrem

ATLAS DER REFLEXZONENDIAGNOSE.

SIEHE SEITE 30

29) Welche Aussage/n ist/sind richtig?

Folgende Muskelgruppen bestehen aus glatter Muskulatur:

ⓐ autochthone Rückenmuskulatur
ⓑ Interkostalmuskulatur
ⓒ Herzmuskulatur
ⓓ Darmwand
ⓔ mimische Muskulatur

Ⓐ Keine Aussage ist richtig.
Ⓑ Nur Aussagen a und d sind richtig.
Ⓒ Nur Aussagen a, c, d und e sind richtig.
Ⓓ Nur Aussage c ist richtig.
Ⓔ Nur Aussage d ist richtig.

Antwort:

☒ Lösung Ⓔ.

Na, alles klar?

Es gibt histologisch **3 ARTEN VON MUSKULATUR**:

❶ Die **GLATTE MUSKULATUR**.

Die glatte Muskulatur besteht aus relativ **KLEINEN**, spindelförmigen Zellen; sie enthalten die kontraktilen Elemente

- **AKTIN** und
- **MYOSIN**

in einer ziemlich **UNGEORDNETEN** Struktur.

Die glatte Muskulatur arbeitet **SPONTAN**, d. h. sie kontrahiert sich von alleine, ohne äußeren Anlass, wie Nervenimpulsen.

☞ Man kann hier auch von **SPONTANDEPOLARISATIONEN**, die zu **KONTRAKTIONSWELLEN** über das gesamte Organ führen, sprechen.

So etwas Ähnliches kennen Sie schon vom Reizleitungssystem des Herzens!

Damit sich aber im Körper nicht jede Muskulatur nach Lust und Laune kontrahiert, greift das Vegetativum **STEUERND** ein, d. h.

➠ die **FREQUENZ** der Spontandepolarisationen unterliegt der **NERVALEN STEUERUNG**.

☞ *Bitte aber beachten: glatte Muskelzellen sind aber immer auch im **denervierten Zustand** in der Lage, sich zu **kontrahieren**!*

ⓓ Ergo: die glatte Muskulatur befindet sich immer dort, wo das **VEGETATIVE NERVENSYSTEM** sein Reich hat, also

- im **DARMTRAKT**,
- in den **BRONCHIEN**,
- in den **BLUTGEFÄSSEN**.

Alle anderen Muskelgruppen, die hier aufgeführt waren, gehören zu den **QUERGESTREIFTEN MUSKELN**: d. h. hier liegen die kontraktilen Elemente Aktin und Myosin in **HOCHGEORDNETER FORM** vor.

Dadurch ist eine **GRÖSSERE KONTRAKTIONSKRAFT** möglich; allerdings verbraucht diese größere Kontraktionskraft sehr viel Energie, so daß quergestreifte Muskeln **ERMÜDEN** können.

Bei den **QUERGESTREIFTEN MUSKELN** unterscheidet man

© 2 die **HERZMUSKULATUR** und

3 die **SKELETTMUSKULATUR**.

2 Die **HERZMUSKULATUR** vereint Merkmale der glatten und der quergestreiften Muskulatur.

? *Wie das?*

Nun, zum einen ist sie **QUERGESTREIFT**, zum anderen besteht sie aber noch auch aus **KLEINEN ZELLEN**, die hintereinander gelagert sind, so daß zum Schluss doch noch die typischen Spiraltouren des Myokards zustande kommen.

siehe Amtsarztfragen HERZ/KREISLAUF VORKLINIK.

Diese **ZELLGRENZEN** sind aber noch unterm Mikroskop sichtbar.

Weiterhin liegen die Zellorganellen (Zellkern, Mitochondrien etc.) in der Mitte und nicht, wie beim Skelettmuskel am Rand der Muskelzelle.

Von den glatten Muskeln übernommen ist auch noch das System der **AUTONOMEN ERREGBARKEIT**; im Herzen läuft das Ganze *(als Reizleitungssystem)* etwas geordneter ab, aber im Prinzip ist's das selbe.

Die restlichen Muskelgruppen gehören zu der sog. **SKELETTMUSKULATUR**.

Die Skelettmuskulatur ist die **SPEZIALISIERTESTE MUSKULATUR**; sie ist quergestreift und als Besonderheit sind hier die Zellen verschmolzen zu einem **SYNZYTIUM**. Ein Synzytium ist quasi eine Riesenzelle, die entsprechend ihrer ursprünglichen Zellen viele Zellkerne hat.

☞ Eine Skelettmuskelzelle ist also so lang wie der Muskel selbst lang ist und enthält immer **MEHRERE ZELLKERNE**.

Aber: wie immer, arbeiten solche Spezialisten ausschließlich auf Auftrag; der Skelettmuskel kontrahiert sich nur, wenn er von einem **SPINALNERV** oder von einem **HIRNNERVEN** den ausdrücklichen Befehl dazu bekommen hat.

? *Wissen Sie noch?*

Der Nerv bildet an der Berührungsstelle mit der Muskelfaser die **MOTORISCHE ENDPLATTE** mit dem Überträgerstoff Acetylcholin.

siehe Amtsarztfragen NERVENSYSTEM VORKLINIK.

Bei einer **SCHÄDIGUNG DES NERVEN** resultiert daher eine **SCHLAFFE LÄHMUNG** und der Muskel wird früher oder später **ATROPHIEREN**.

ⓐ Die **AUTOCHTHONE RÜCKENMUSKULATUR** dient der Aufrechterhaltung der **WIRBELSÄULE**; man unterscheidet

- einen **MEDIALEN STRANG**, der sich zwischen den **DORN**- und **QUERFORTSÄTZEN** der Wirbel befindet, und
- einen **LATERALEN STRANG**, der in der Rinne zwischen den **QUERFORTSÄTZEN** und den **RIPPEN** liegt.

☞ *Der laterale Strang enthält u. a. den **M. ERECTOR SPINAE**.*

ⓑ Die **INTERCOSTALMUSKULATUR** befindet sich, wie der Name schon sagt, zwischen den **RIPPEN** und stellt eine **ATMUNGSMUSKULATUR** dar.

ⓔ Als **MIMISCHE MUSKULATUR** bezeichnet man das Hautmuskelsystem des **GESICHTS**. Hautmuskeln bewegen - im Gegensatz zu den „normalen“ Muskeln - **Haut** gegeneinander und nicht Knochen.

30) Welche Aussage/n ist/sind richtig?

ⓐ Eine Distorsion entsteht durch eine indirekte Gewalteinwirkung auf ein Gelenk.

ⓑ Bei Verletzungen des Meniskus stehen klinisch Gelenksblockaden im Vordergrund.

ⓒ Das Schultergelenk ist für Luxationen besonders anfällig.

ⓓ Eine Kontusion wird durch eine direkte Gewalteinwirkung auf das Gelenk ausgelöst.

ⓔ Epiphysenfrakturen können zu einer Wachstumsstörung führen.

Ⓐ Alle Aussagen sind richtig.
Ⓑ Nur Aussagen a, c und d sind richtig.
Ⓒ Nur Aussagen b, c, d und e sind richtig.
Ⓓ Nur Aussagen b, c und e sind richtig.
Ⓔ Nur Aussagen a und d sind richtig.

Antwort:

☒ Lösung Ⓐ

ⓐ Unter einer **DISTORSION** versteht man eine **ZERRUNG** der gelenksstabilisierenden Elemente.

Recht anfällig dafür sind das
- **KNIE**- und das
- **SPRUNGGELENK** - *fragen Sie mal eingefleischte Skifahrer!*

Am sichersten legt man sich eine Distorsion zu, wenn man bei gestrecktem und fixiertem Fuß den Körper dreht (*und genau in diesem Moment sollte die Skibindung aufgehen...*).

Es handelt sich also, physikalisch gesehen, um eine **INDIREKTE GEWALTEINWIRKUNG**.

Bei einer **DISTORSION** sieht man kleine und kleinste **EINRISSE IN DIE GELENKKAPSEL**, wobei es bei diesem Trauma noch nicht um manifeste Bandrisse, sondern quasi nur um die Vorstufen handelt.

Eine Distorsion behandelt man mit **ANALGETISCHEN** *(schmerzlindernden)* und **ANTIPHLOGISTISCHEN** *(entzündungshemmenden)* Maßnahmen, in schweren Fälle ist auch einmal ein **GIPS** in Erwägung zu ziehen.

Komplikationen können Schädigungen an **NERVEN** *(Überdehnungen)* und **GEFÄSSEN** *(Thrombosen)* sein; in ganz schlimmen Fällen kann auch einmal ein **M. SUDECK** resultieren.

ⓑ Bei **MENISKUSVERLETZUNGEN** klagt der Patient über Schmerzen und über Bewegungseinschränkungen.

Die **GELENKSBLOCKADEN** sind aber die wichtigeren Symptome; es gibt auch Schädigungen der Menisci ohne wesentliche Schmerzen.

Beim Meniskusschaden im Kniegelenk ist z. B. eine **STRECKUNG** nicht mehr möglich.

Bei einer typischen Anamnese klagen die Patienten darüber, daß sie nach einer längeren Autofahrt ihr Knie nicht mehr strecken können.

Da der **INNENMENISKUS** breitflächiger mit der Gelenkkapsel verwachsen und dadurch fixiert ist, ist die **VERLETZUNGSWAHRSCHEINLICHKEIT** um den Faktor 20 größer als die des Außenmeniskus.

Die Menisci werden oft durch eine **INDIREKTE GEWALT** *(Beuge-Rotation)* geschädigt; dadurch kommt es zu Rissen in den faserknorpeligen Scheiben. Abgerissene Knorpelanteile behindern das Gleiten der Gelenkflächen gegeneinander und somit resultiert die **GELENKSBLOCKADE**.

An **UNTERSUCHUNGSBEFUNDEN** würde man erwarten:

- **GELENKSERGUSS** mit tanzender Patella bei einem akuten Trauma,

- **STEINMANN-ZEICHEN**: **ROTATIONSSCHMERZ** bei gebeugtem Kniegelenk;
  - ⬅ schmerzhafte **Außen**rotation weist auf eine Schädigung des **Innen**meniskus hin,
  - ➡ schmerzhafte **Innen**rotation weist auf eine Schädigung des **Außen**meniskus hin.

siehe Frage # 4

ⓒ Das **SCHULTERGELENK** weist eine sehr **KLEINE GELENKPFANNE** und einen relativen großen Gelenkkopf auf.

Um die Gelenkpfanne etwas angemessener zu gestalten, gibt's hier ein **LABRUM GLENOIDALE**, eine **GELENKLIPPE**.

Trotzdem, das Schultergelenk ist kein Muster an Stabilität. Die **GELENKKAPSEL** ist **SCHLAFF** und letztlich sorgen nur die **MUSKELN** für einen Zusammenhalt der Skelettelemente.

☞ *das Schultergelenk ist ein Gelenk mit **MUSKELFÜHRUNG***

📖 **siehe Frage # 8**

Deshalb ist die **LUXATIONSGEFAHR** beim Schultergelenk mit am höchsten.

Bei einer **LUXATION** *(Verrenkung)* kommt es zu einer **SCHÄDIGUNG DER GELENKKAPSEL** und die Gelenkkörper sind nicht mehr dort zu finden, wo man sie vermutet. Man unterscheidet

- eine **TRAUMATISCHE VERRENKUNG** aufgrund eines Unfalls, und
- eine **HABITUELLE LUXATION** aufgrund einer Veränderung in der Gelenksanatomie (*z. B. zu kleine Gelenkspfanne als angeborene Fehlbildung*) und der Gelenksmechanik.

ⓓ Unter einer **KONTUSION** versteht man eine **GELENKSPRELLUNG**.

Man legt sich eine Kontusion durch die Einwirkung einer **STUMPFEN GEWALT DIREKT** auf das Gelenk zu.
Übliches Beispiel: der „Freund" (?), mit dem Sie gerade Fußball spielen, verwechselt Ihr Knie mit dem Fußball.

Klinisch macht sich eine **KONTUSION** durch

- Schwellung,
- Hämatom, sowie
- Druck- und Bewegungsschmerz bemerkbar.

ⓔ Bei **EPIPHYSENFRAKTUREN** verläuft die Frakturlinie durch die Epiphyse.

Nun, wenn dieser Knorpel narbig verheilt, werden an dieser Stelle keine weiteren Knorpelzellen mehr gebildet und wo kein Knorpel ist, kann keiner mehr verknöchern.

Die **WACHSTUMSZONE** wird daher asymmetrisch und der Knochen wächst schief *(Arthrosegefahr in jungen Jahren!)*.

31) Kreuzen Sie die 3 zutreffenden Aussagen an:

Ⓐ Eine Arthrose ist gekennzeichnet durch einen Anlaufschmerz.
Ⓑ Bei der Arthrose kommt es zu einem Belastungsschmerz.
Ⓒ Der rheumatoiden Arthritis liegt typischerweise eine Arthrose zugrunde.
Ⓓ Gicht ist ein typischer Verursacher der Arthrose.
Ⓔ Bei der Arthrose kommt es zur Bildung von Randzacken.

Antwort:

☒ Lösung Ⓐ Ⓑ Ⓔ

Unter einer **ARTHROSE** versteht man einen **KNORPELSCHWUND** innerhalb des Gelenks.

Eine Arthrose kann zwar auch

- **IDIOPATHISCH**, d. h. ohne daß man die Ursache/n genau benennen kann, entstehen;

- **ACHSENFEHLSTELLUNGEN** *(O-Bein, X-Bein)*,
- **GELENKSTRAUMATA** oder
- Vorschädigungen, wie nach einer längeren **IMMOBILISATION**,

sind jedoch immer ein Schritt in die Richtung Arthrose.

Bei der **ARTHROSE** kommt es zu einem **UMBAU** des Knorpels selber:

➠ Die Grundsubstanz geht verloren, die Kollagenfaserbündel liegen frei und damit resultiert eine **VERÄNDERTE GLEITFÄHIGKEIT**.

➠ Es bleibt nicht aus, daß Knorpelsubstanz reißt, und frei im Gelenk liegen kann. Hierdurch werden Enzyme freigesetzt, die eine **SYNOVITIS** erzeugen - ***sie sind für die SCHMERZEN im Gelenk verantwortlich.***

Dieser, meist chronische **REIZZUSTAND** führt zu einer **KAPSELFIBROSE** und zu einer fehlerhaften Zusammensetzung der **SYNOVIA**.

Ⓐ In der Hauptsache ist es diese Kapselfibrose, die zu dem typischen arthrotischen Anlaufschmerz führt.

➠ Durch die fehlerhaft zusammengesetzte Gelenkschmiere wird der verbleibende Knorpel noch schlechter ernährt, es resultiert eine zunehmende **ZERSTÖRUNG DER GELENKFLÄCHEN** - bis zum Freilegen des subchondralen Knochens -

Ⓑ ... jetzt sind wir bei dem arthrotischen Belastungsschmerz.

Im weiteren Verlauf der Erkrankung rücken Anlaufschmerz (*die ersten paar Schritte, z. B. morgens, beim Aufstehen, sind schmerzhaft*) und der Belastungsschmerz (*nach einer mehr oder weniger ausgeprägten Wanderung schmerzt das betreffende Gelenk*) immer mehr zusammen bis man schließlich um eine chirurgische Intervention kaum drumrumkommt.

Damit im arthrotischen Gelenk überhaupt irgendwas in Richtung Veränderung/Verbesserung passiert, versuchen alle beteiligten Strukturen, so gut wie möglich **ZELLEN** zu produzieren; Gewinner ist der **GELENKNAHE KNOCHEN**, weit abgeschlagen ist der Gelenkknorpel.

☞ Der Knochen bildet **RANDWÜLSTE** aus, die entlang der Gelenkkapsel von oben und unten aufeinander zu wachsen.

Ⓔ In Spätstadien führt dieser Vorgang, die **OSTEOPHYTENBILDUNG**, zu einer vollständigen **VERSTEIFUNG DES GELENKS**.

Vermutlich ist die Versteifung als eine Art ***SELBSTHEILUNG*** *des Körpers zu betrachten: jetzt hören zumindest die Gelenkschmerzen auf.*

Ⓒ Die **RHEUMATOIDE ARTHRITIS** kann zu einer Arthrose führen; sie wird aber nicht durch eine Arthrose induziert. Die rheumatoide Arthritis stellt einen autoimmunologischen Prozess dar, bei dem Antikörper gegen Kollagenfasern gebildet werden. Bei dieser Erkrankung leidet der Patient chronisch unter diversen Gelenksentzündungen; die entzündlich veränderte Synovia sorgt für eine Schädigung des Knorpels und daraus ergibt sich die Arthrose.

☞ Umgekehrt induziert eine Arthrose aber keine Autoimmunkrankheit.

Ⓓ Auch die **GICHT** finden wir auf der Seite der Arthritis (*der entzündlichen Gelenkserkrankungen*) und nicht auf der Seite der Arthrosen, der degenerativen Erkrankungen. Der Gichtanfall stellt typischerweise eine Monoarthritis dar (*„Podagra" beim Befall des Großzehengrundgelenks*); der Knorpel muß aber nicht zwangsläufig stark geschädigt sein.

PRAXISWOCHENENDE

Teil 1
Notfallmedizin

Nicht nur, daß jetzt ein Patient zu Ihnen gekommen ist, hat er oder sie doch die Unverfrorenheit, die Augen zu verdrehen und einfach vom Stuhl zu fallen, während Sie noch mit sich ringen, ob Sie sich freuen oder fürchten sollen, daß Sie endlich Kundschaft haben. Haben Sie jetzt noch Kundschaft oder oder verstecken Sie sich am besten? *Vielleicht könnte man den Patienten ja unauffällig vor die Türe legen? Nein - zu auffällig. Der Aufzug - ja, das könnte gehen.*

Wer hier lacht, hat die Situation noch nicht erlebt, wer hier entrüstet den Kopf schüttelt, auch noch nicht.

Sie sind mutterseelenalleine in Ihrer Praxis und der Patient - oder was von ihm im Moment noch präsent ist - ist **IHRE VERANTWORTLICHKEIT!** Also Panik beiseite und erinnern an das, was Sie in Ihrer Ausbildung über Notfallmedizin gehört und vor allem **GEÜBT** haben.

Wie - das war alles? Mehr fällt Ihnen nicht ein?

Dann haben Sie sicher nicht den Kurs in unserem Ausbildungszentrum besucht. Hier hören Sie nämlich nicht nur, was es für verschiedene Notfälle gibt, sondern auch gleich, wie man sie erkennt und wie Sie damit umgehen. Und weil unser Spicker „Notfallmedizin*“ zwar eine gute Gedächtnisstütze ist, Ihnen die beste Gedächtnisstütze aber nix hilft, wenn nichts da ist, woran Sie sich erinnern können, haben wir natürlich auch gleich die praktischen Übungen dazu.

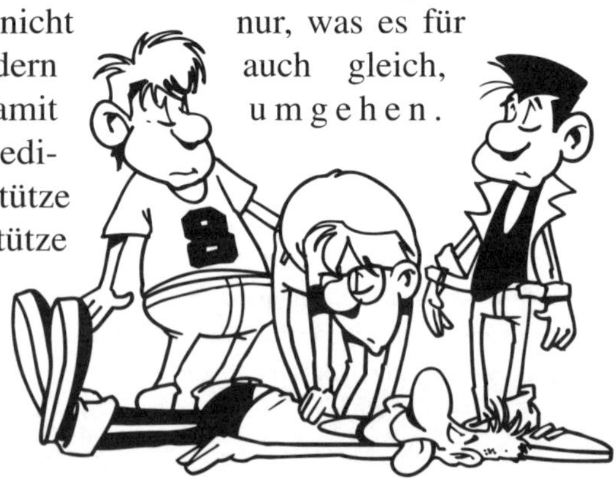

***Siehe Seite 54**

32) Welche Aussage ist richtig?

Die häufigste bösartige Erkrankung des Knochens und des Knochenmarks ist ...

Ⓐ die Osteoporose
Ⓑ das Osteosarkom
Ⓒ das Rhabdomyosarkom
Ⓓ das Kaposisarkom
Ⓔ die Osteomalazie

Antwort:

☒ Lösung Ⓑ

Ⓐ Die **OSTEOPOROSE** ist zwar in ihren Auswirkungen nicht so begeisterungsfähig, sie zählt aber nicht zu den bösartigen Erkrankungen.

☞ Die Osteoporose ist gekennzeichnet durch eine **KNOCHENATROPHIE**, d. h. einen Verlust von **KNOCHENZELLEN + KNOCHENSUBSTANZ**.

Deshalb ist die Diagnose Osteoporose **RÖNTGENOLOGISCH** zu stellen; man misst typischerweise eine nicht altersgemäße **VERMINDERTE KNOCHENDICHTE**.

Klinisch kann eine Osteoporose ischias-ähnliche **KREUZSCHMERZEN** verursachen und eine Verformung *(im Sinne einer Kypho-Skoliose)* der Wirbelsäule. Die Kyphoskoliose im Brustwirbelbereich nennt man auch

➠ **WITWENBUCKEL**.

Es kann weiterhin zu **PATHOLOGISCHEN FRAKTUREN** kommen:

- zu Wirbeleinbrüchen,
- zu Fußwurzelknochenbrüchen oder
- zu einem Oberschenkelhalsbruch.

Ⓔ Im Gegensatz zur Osteoporose stellt die **OSTEOMALAZIE** eine **VERKALKUNGSSTÖRUNG** dar. Die Osteozyten sind also noch in genügender Anzahl vorhanden, lediglich die Zwischenzellsubstanz, der **KALK**, fehlt.

Eine Osteomalazie kann beim Erwachsenen auftreten bei einer

- Verminderung des **VITAMIN D** *(Niereninsuffizienz z. B.)* oder bei
- ausgeprägten intestinalen **RESORPTIONSSTÖRUNGEN**
  - Sprue,
  - M. Crohn,
  - Pankreasinsuffizienz.

☞ *Das Pendant zur Osteomalazie des Erwachsenen ist die **RACHITIS** bei Kindern.*

Jetzt kommen wir zu den wirklich bösartigen Tumoren.

SARKOME stellen bösartige **NEUBILDUNGEN DES BINDEGEWEBES** dar; im Gegensatz zu Karzinomen, die bösartige Neoplasien von Oberflächenepithelien sind.
Aufgrund der guten Durchblutung des Bindegewebes treten bei den Sarkomen schnell **METASTASEN** auf; diese Tumore sind daher allesamt als **BESONDERS BÖSARTIG** einzustufen.

Ⓓ ● Das **KAPOSI-SARKOM** ist eine bösartige Neubildung von Gefäßschlingen.

Der Tumor besteht aus unvollständigen Kapillaranlagen und imponiert als erhabener, bräunlicher Tumor auf Haut oder Schleimhäuten. Das Kaposi-Sarkom kommt selbstverständlich auch in allen inneren Organen vor - es muß ja seinem schlechten Ruf als Sarkom gerecht werden.

Das Kaposi-Sarkom ist an sich eine seltene Entartung; sie tritt in Verbindung mit der **HIV-INFEKTION** gehäuft auf.

siehe Amtsarztfragen Infektionskrankheiten

Ⓒ ● Das **RHABDOMYOSARKOM** stellt einen Tumor der **QUERGESTREIFTEN MUSKULATUR** dar; er kann z. B. auch im Herz auftreten.
Dieser Tumor ist allerdings sehr selten.

Ⓑ ● Dann haben wir noch das **OSTEOSARKOM**.

Das Osteosarkom tritt bei jungen Erwachsenen oder bei **KINDERN** auf und macht sich im Anfang nur durch uncharakteristische Beschwerden, wie schmerzhafte Schwellung oder allgemeines Krankheitsgefühl bemerkbar.

Eine Heilungschance besteht nur bei sofortiger **AMPUTATION** des betroffenen Knochens; einzelne Lungenmetastasen können ebenfalls operativ entfernt werden.

Insgesamt ist die Prognose jedoch mies.

PRAXISWOCHENENDE

Teil 2
Injektionskurs

Die Medizin ist doch eine tolle Einrichtung, wenn man sie erst mal von Politik und niederen Beweggründen befreit. Was es da nicht alles gibt, um dem Körper auf die Sprünge zu helfen - ja, es gibt so viel, daß man sich fragt, wo die ganzen Kranken eigentlich überhaupt noch herkommen.
Nun, ein Teil geht auf das Konto Politik, die sich ja von Kandidat Nummer zwei - den niederen Beweggründen nicht frei machen kann und will, der Rest weiß einfach nicht um die Möglichkeiten.
Viele der Leckereien haben nämlich den Effekt, daß sie injiziert werden müssen und solange die Therapeuten selber eine Spritzenphobie haben oder nicht wissen, wie man richtig injiziert (der Hauptgrund für die Phobie), wird den Therapeuten - und damit den Patienten - dieses Potential verschlossen bleiben.
Wenn Sie selber schon mal eine Spritze bekommen haben von jemanden, der davor Angst hat, kennen Sie das ja bestens. Die Krankenschwester hat Angst - Sie spüren das und verkrampfen sich (*die Muskulatur*) - die Spritze kommt, Sie verkrampfen sich noch mehr - und prompt tut das weh! Schmerzen hängen eng mit Angst zusammen. Seien Sie ein besserer Therapeut, indem Sie sich in unserem Injektionskurs zeigen lassen, wie eine sachgerechte Injektion geht und ersparen Sie Ihren Patienten die Spritzenangst.
Sie können damit so viel Gutes tun.
Vielleicht schlummert in Ihnen ein großartiger Neuraltherapeut* und Sie wissen es nur nicht?

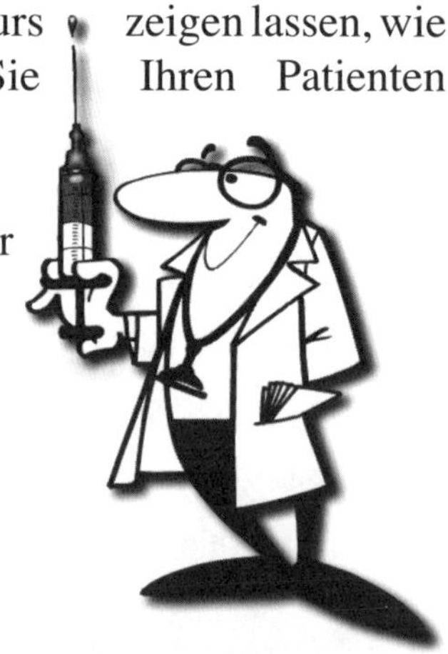

📖 *Siehe Seite 62

33) Welche Aussage/n zu den Bandscheiben ist/sind richtig?

ⓐ Die Bandscheiben enthalten einen Gallertkern.

ⓑ Die Bandscheiben bestehen aus Bindegewebe.

ⓒ Die Bandscheiben enthalten Knorpelgewebe.

ⓓ Die Bandscheiben werden durch den Liquor cerebrospinalis ernährt.

ⓔ Bandscheiben sind zwischen den Wirbeln der Halswirbelsäule, der Brustwirbelsäule, der Lendenwirbelsäule und den Kreuzbeinwirbeln zu finden.

Ⓐ Alle Aussagen sind richtig.
Ⓑ Nur Aussagen a, b und c sind richtig.
Ⓒ Nur Aussagen b und e sind richtig.
Ⓓ Nur Aussagen a, b, d und e sind richtig.
Ⓔ Nur Aussage c ist richtig.

Antwort:

☒ Lösung Ⓑ

Die **BANDSCHEIBEN** sind Strukturen, die als Wasserkissen und **STOSSFÄNGER** dienen, damit der Kopf *(als Hüter der Sinnesorgane)* ruhig und gesittet getragen werden kann.

Eine **BANDSCHEIBE** besteht aus

ⓐ
- einem **GALLERTKERN**, dem **NUCLEUS PULPOSUS** und
- bindegewebigen **FASERN** *(Annulus fibrosus)*, die den Nucleus pulposus an ihrem Platz festhalten.

➡ *Die bindegewebigen Fasern sind kollagene Fasern.*

ⓒ
- Über- und unterhalb befindet sich je eine Platte aus **KNORPELGEWEBE**, so daß wir als Bandscheibe ein Konstrukt aus Gallertkern + Fasern + Knorpel bekommen.

ⓑ Alles zusammen, also Gallertkern, kollagene Fasern und das Knorpelgewebe gehört zu der Klasse der **BINDEGEWEBE** (*genauso wie Knochengewebe, Gefäße etc.*)

Zum Bauplan der Bandscheibe muß man jedoch anmerken, daß eine Bandscheibe sicherlich nicht für die Ewigkeit gedacht ist. Ab der Pubertät ist damit zu rechnen, daß der **ANNULUS FIBROSUS** bereits **RISSE** aufweist und jetzt ist es nur eine Frage der Zeit, wann der Gallertkern seinen Platz verlässt und sich z. B. auf einem Spinalnerven häuslich niederlässt. So etwas nennt der Volksmund **ISCHIAS** und der gewiefte Untersucher kann jetzt nervenwurzelspezifische Befunde erheben.

📖 **siehe Amtsarztfragen NERVENSYSTEM KLINIK**.

ⓓ Die **BANDSCHEIBEN** werden natürlich nicht durch den Liquor ernährt; der **LIQUOR** befindet sich innerhalb der Rückenmarkshäute (*für die Fortgeschrittenen: subarachnoidal*) und hat überhaupt keinen Kontakt zu den Bandscheiben.

Die Bandscheiben werden beim gesunden Erwachsenen durch **DIFFUSION** ernährt - und das ist ja gerade das Dilemma. Bei dieser schlechten Ernährungssituation bleibt es nicht aus, daß der Gallertkern und das umliegende Gewebe **WASSER VERLIERT**;

➠ damit wird die Wirbelsäule instabil.

Erst wenn genügend Unheil angerichtet ist, die Bandscheiben extrem verschmälert und die Knorpelplatten eingebrochen sind, ändert sich die Ernährungssituation.

Erst jetzt, also nur unter **PATHOLOGISCHEN UMSTÄNDEN**, wachsen **BLUTGEFÄSSE** vom Wirbelkörper aus in den Zwischenwirbelbereich ein und die Bandscheibe wird ersetzt durch Narbengewebe. Sie wird nun langsam aber sicher **VERKNÖCHERN**.

ⓔ ***Aber, aber!!***

Bandscheiben gibt es doch nur zwischen den **FREIEN WIRBELKÖRPERN**!

Also: zwischen

- den Halswirbeln,
- den Brustwirbel,
- den Lendenwirbeln.

Die 5 Kreuzwirbel sind verknöchert zu einem einzigen Knochen, dem **KREUZBEIN**; und hier suchen wir vergeblich nach Bandscheiben.

PRAXISWOCHENENDE

Teil 3
Die körperliche Untersuchung

Die Schulbank zu drücken und fleißig zu lernen ist ein Ding - einen Patienten zu untersuchen, ist ein ganz anderes. Schon die Aufforderung an den oder die Patientin/en „sich frei zu machen" stellt die erste professionelle Qualifikations-Hürde dar. Haben Sie die berüchtigte Formel dann endlich ohne zu stottern und ohne einen Kopf, so rot wie die Luftballons der Roxy-Bar, über die Lippen gebracht und Ihr Patient steht, sitzt oder liegt vor Ihnen, dann stecken Sie schon mitten drin in der nächsten Krisen-Situation - dem „First Contact".

Fallen Sie gleich über den Patienten mit Händen und Füßen her? So, wie Sie es hier lesen, sagt jeder nein, aber Sie würden sich wundern, wie das abläuft, wenn das keiner vorher formulieren muß!

Also - erst einmal der visuelle Eindruck. Worauf müssen Sie achten? Was sehen Sie? - *Wer mit unserem „Atlas der Reflexzonendiagnose*" arbeitet, der sieht gleich viel mehr!*

Erst, wenn diese Blickdiagnose **gründlich** beendet ist, kommt es zum physischen Kontakt. Was hierbei alles, und in welcher Reihenfolge untersucht wird und wie Sie mit Ihrem Handwerkszeug (Stethoskop/Reflexhammer/Othoskop/Stimmgabel etc. und Ihren HÄNDEN) umgehen um zu Ihrer Diagnose zu gelangen, zeigen wir Ihnen im Teil 3 unseres Praxiswochenendes.

In unserem Untersuchungskurs profitieren Sie ganz speziell von der Praxiserfahrung von Frau Dr. Rommelfanger.

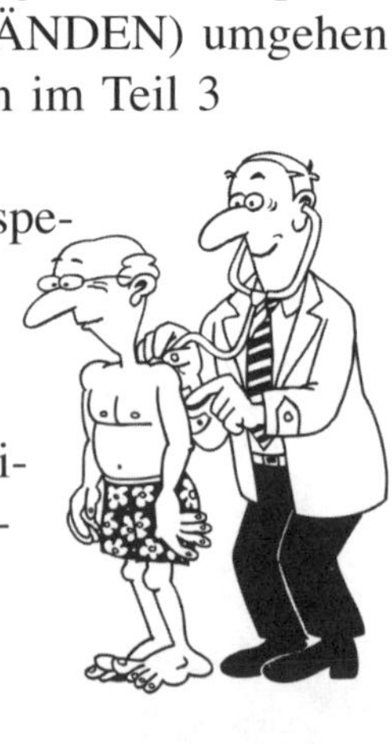

Unsere Gedächtnisstütze für Sie: unsere Reihe der Spicker zur allgemeinen und speziellen, körperlichen Untersuchung

📖 **Siehe Seite 54**

34) Ordnen Sie zu:

Ⓐ	glatte Muskulatur	1	willkürlich beeinflussbar
Ⓑ	Skelettmuskulatur	2	spindelförmige Zellen
		3	hohe Kontraktionsgeschwindigkeit
		4	Uretermuskulatur
		5	plastische Dehnbarkeit
		6	M. biceps femoris

Antwort:

☒ Lösung Ⓐ ❷❹❺

☒ Lösung Ⓑ ❶❸❻

Ⓐ Die **GLATTE MUSKULATUR** ist entwicklungsgeschichtlich älter; *sie stammt noch aus der Zeit, wo wir als Schnecken (und deren Anverwandte) um jedes Salatblatt gekämpft haben.*

❷ Die **GLATTE MUSKULATUR** besteht aus

- kleinen, **SPINDELFÖRMIGEN ZELLEN**
- mit einem **SPIRALIGEN ZELLKERN**.

Die Aktin- und Myosinfilamente sind relativ ungeordnet in der Zelle verteilt, deshalb erfolgt die ATP-Spaltung in einer glatten Muskelzelle auch bis zu 1000 mal langsamer als in einer quergestreiften Muskelzelle.

Der Nachteil hiervon ist, daß die **KONTRAKTIONSGESCHWINDIGKEIT** nicht so besonders schnell ist,

dafür reicht der Stoffwechsel der Muskelzelle aber immer aus, um genügend ATP herbeizuschaffen.

➠ Ergo: glatte Muskelzellen sind in der Lage unter relativ **GERINGEM ENERGIEVERBRAUCH** (*aerobe Glykolyse und Fettverbrennung*) eine **AUSDAUERNDE HALTELEISTUNG** zu erbringen. *Denken Sie nur an den Pylorus!*

3 Aufgrund der lockeren Verbindungen der Zellen untereinander kann man ein Gewebe, das aus glatten Muskelzellen besteht, bis zu einem gewissen Maß ziehen und dehnen, **OHNE** daß eine **ELASTISCHE GEGENSPANNUNG** entsteht.

Die Zellen gleiten bei leichter Dehnung einfach aneinander vorbei und werden durch den *(nicht übertriebenen!)* Dehnvorgang nicht selbst unter Spannung gesetzt. Man nennt eine Dehnung, die nicht zu einer Spannungserhöhung im Gewebe führt, eine **PLASTISCHE DEHNUNG**.

➡ *Wenn Sie ein Beispiel brauchen: die Harnblase oder der Magenfundus.*

Das Gegenteil von plastischer Dehnung ist die **ELASTISCHE DEHNUNG**; bei der Dehnung eines Skelettmuskels werden die Muskelzellen gedehnt; das ist

ⓐ ab einem gewissen Punkt **SCHMERZHAFT** und kann

ⓑ sogar zu einem **FASERRISS** führen.

4 **GLATTE MUSKULATUR** besitzt in der Regel einen **EIGENEN SCHRITTMACHER**, d. h. das Muskelgewebe arbeitet schon freiwillig und von sich aus.

Die **VEGETATIVEN NERVEN** *(Sympathicus und Parasympathicus)* dienen nur der **STEUERUNG** dieser Spontanaktivität.

☞ Glatte Muskulatur findet man also überall dort, wo eine **VEGETATIVE**, also **UNWILLKÜRLICHE** Innervation vorherrscht:

- **DARM**,
- **UROGENITALTRAKT**,
- **GEFÄSSMUSKULATUR**,
- **BRONCHIEN** etc.

Ⓑ Die **SKELETTMUSKULATUR** ist dagegen sehr viel spezialisierter. Das hat Vor- und Nachteile:

Durch die hohe Ordnung der **AKTIN**- und **MYOSIN-FILAMENTE** ist eine **EFFEKTIVERE** und damit auch eine **SCHNELLERE KONTRAKTION** möglich.

Leider ist der **ENERGIEVERBRAUCH** auch dementsprechend hoch, so daß der Skelettmuskel besser gesteuert und eingesetzt werden muß: er kontrahiert sich nur, wenn der von einem **NERVEN** den Befehl dazu bekommt.

Skelettmuskeln sind daher **WILLKÜRLICH** bewegbar.

Zu den Skelettmuskeln gehören alle Muskeln, die Sie bisher mit Namen gelernt haben, also auch der **M. BICEPS FEMORIS**.

Der **M. BICPES FEMORIS** befindet sich auf der Rückseite des Oberschenkels; er kommt vom Os ischii und vom Femurknochen und setzt an der Fibula an.
Er ist ein Teil der sog. **ISCHIOKRURALEN MUSKULATUR**.

35) Welche Aussage/n zur Rachitis ist/sind richtig?

ⓐ Kinder mit Rachitis sollen möglichst früh sitzen und stehen.

ⓑ Die Kinder können weiche Schädelknochen und aufgetriebene Gelenke aufweisen.

ⓒ Die Knorpelauftreibungen im Bereich des Thorax nennt man Harrison-Furche.

ⓓ Unter Rachitis versteht man eine Mineralisationsstörung der Knochen im Kindesalter.

ⓔ Bei der Rachitis ist sowohl die Anzahl der Knochenzellen als auch der Kalksalzgehalt der Knochen vermindert.

ⓕ Die kindliche Rachitis bezeichnet man auch als Kretinismus.

Ⓐ Alle Aussagen sind richtig.
Ⓑ Nur Aussagen b, c, d, e und f sind richtig.
Ⓒ Nur Aussagen d und e sind richtig.
Ⓓ Nur Aussagen b und d sind richtig.
Ⓔ Nur Aussagen c und e sind richtig.

Antwort:

☒ Lösung Ⓓ

ⓓ Unter der **RACHITIS** versteht man lediglich eine **MANGELNDE MINERALISATION** der Knochen,

ⓔ die **ANZAHL DER KNOCHENZELLEN** ist davon **NICHT** betroffen.

Rachitis manifestiert sich zwischen dem **3. MONAT** und dem **3. JAHR** und kommt durch eine **UNGENÜGENDE VITAMIN-D-WIRKUNG** zustande.

Rachitis kann sich entwickeln,

- wenn die Kinder zuwenig in die **SONNE** kommen oder auch
- wenn ein **MALABSORPTIONSSYNDROM** vorliegt.

siehe Amtsarztfragen VERDAUUNGSSYSTEM VORKLINIK und VERDAUUNGSSYSTEM KLINIK.

ⓐ Die **KNOCHEN** der Kinder bleiben **WEICH** und minderbelastbar; deshalb sollten die Kinder natürlich **SPÄT** sitzen und laufen!

- ➠ Ein zu frühes *(oder normal frühes)* **Sitzen** führt zum ❍ **SITZBUCKEL,**
- ➠ ein zu frühes **Stehen** führt zu ❍ **BEINVERFORMUNGEN** *(oft O-Beine)*.

Je nach Alter der Kinder sieht man verschiedene, typische Veränderungen am Skelett:

ⓑ ● Beim **KRANIOTABES** bleiben die Schädelknochen weich und eindrückbar.
Die Fontanellen verknöchern nicht und die Schädelknochen verformen sich zum sog.

➠ **QUADRATSCHÄDEL** *(Caput quadratum)*.

● Rachitis führt aufgrund der verminderten Mineralisation des wachsenden Knochens zu einer **AUFTREIBUNG DER KNORPEL-KNOCHENGRENZEN**.
Diese Auftreibungen sind besonders deutlich sichtbar im Bereich der **GELENKE**, aber auch z. B. im Bereich der **RIPPEN**.

Die Auftreibungen an der Grenze der knöchernen und knorpeligen Rippenanteile nennt man

➠ **RACHITISCHEN ROSENKRANZ**.

ⓒ ● Unter der **HARRISON-FURCHE** versteht man eine Einziehung im Bereich des Ansatzes des Zwerchfells; der Muskel zieht die weichen Rippen nach innen.

Dadurch sieht der Thorax glockenförmig aus ...

➠ **GLOCKENTHORAX**.

ⓕ Der **KRETINISMUS** gehört in eine ganz andere Schublade; man versteht darunter eine angeborene Minderfunktion der **SCHILDDRÜSE** *(angeborene Hypothyreose)*.

Dadurch resultiert eine langsame Entwicklung nicht nur des Körpers, sondern auch des **NERVENSYSTEMS**.

Die Kinder sind *(bei unbehandelter Hypothyreose)* also **KLEIN** und **MINDERBEGABT**.

siehe Amtsarztfragen HORMONSYSTEM.

PRAXISWOCHENENDE

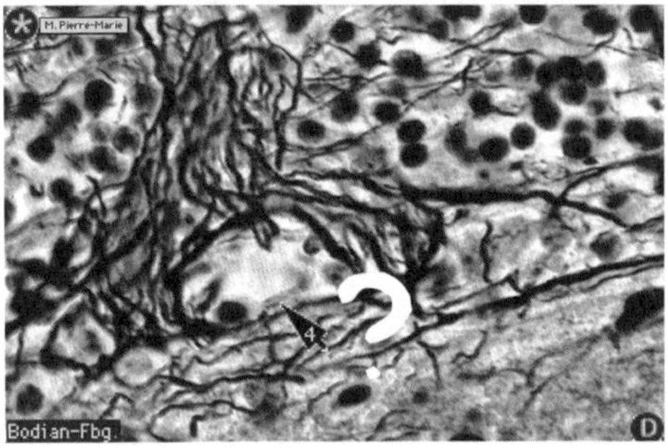

Teil 4
Histologie

Was hat die Histologie denn jetzt mit der Praxis oder mit der Prüfungsvorbereitung zu tun?
Tja, was wohl? Diese Vorlesung soll Ihr Verständnis erschließen für Zusammenhänge, die Sie bisher nur auswendig gelernt haben. Hier geht es um das geistige „Begreifen" von Wissen, Mechanismen und Reaktionen.
Sie haben bisher schön auswendig gelernt, daß sich Zellen unter bestimmten Bedingungen so und so verhalten (und das war schon eine gute Ausbildung!). Daß sich diese Zellen unter anderen Bedingungen anders verhalten und wenn sich noch ein Faktor dazugesellt, dann kann auch etwas ganz anderes passieren.

Warum das so ist?

„Weiß ich nicht, ich muß es eben so lernen." Das war Ihr bisheriger Ausbildungsstand und Ihre Methode zu lernen.

Wenn Sie mich fragen, ein harter Weg, alles **SO** zu lernen.

Und genau da setzt unser Histologie-Kurs ein. Unter fachkundiger Anleitung (***Frau Dr. Rommelfanger***) gezeigt, erschließen sich Zweck und Funktion vieler biologischer und pathologischer Mechanismen unter dem Mikroskop fast wie von selbst. Das nötige Hintergrundwissen vorausgesetzt (*deshalb der Termin vor der Prüfung*) greift hier ein Fragment Ihres Wissens in das andere und führt zu einem Verständnis, daß es Ihnen überhaupt erst ermöglicht weiter zu denken und Schlüsse zu ziehen, die für Ihre Praxis lebenswichtig sind.

Damit auch jeder was davon hat, wird alles über unsere Projektionsanlage live übertragen.

36) Welche Aussage/n ist/sind richtig?

Im Körper befindet sich an folgenden Stellen Knorpelgewebe:

ⓐ in den Gelenken
ⓑ in der Ohrmuschel
ⓒ in der Diaphyse der langen Röhrenknochen
ⓓ in den Bronchien
ⓔ in den Herzklappen

Ⓐ Alle Aussagen sind richtig.
Ⓑ Nur Aussagen a, b, d und e sind richtig.
Ⓒ Nur Aussagen a, c und e sind richtig.
Ⓓ Nur Aussagen b und d sind richtig.
Ⓔ Nur Aussagen a, b und d sind richtig.

Antwort:

☒ Lösung Ⓔ

KNORPELGEWEBE gehört, ebenso wie beispielsweise Knochengewebe und Fettgewebe zum **BINDEGEWEBE**.

Beim Knorpelgewebe unterscheidet man

- den **HYALINEN KNORPEL**,
- den **FASERKNORPEL** und
- den **ELASTISCHEN KNORPEL**.

- Der **HYALINE KNORPEL** ist **GLASARTIG** und enthält zwischen 1 und 10 % Zellen; der Rest ist Extrazellulärmatrix.

  Der hyaline Knorpel kommt im Körper häufig vor:

ⓐ ❍ an den Gelenkflächen,

❍ an den Rippen

ⓓ ❍ die Knorpelspangen der Trachea und der großen Bronchien des Erwachsenen bestehen aus hyalinem Knorpel,

❍ sowie das knorpelige Nasenskelett.

- **FASERKNORPEL** enthält mehr Kollagen; er ist fester und kann eher **HALTEFUNKTIONEN** übernehmen. Faserknorpel kommt z. B.

❍ in den Bandscheiben vor und

❍ in den Gelenks-Zwischenscheiben *(Menisci und Disci)*.

- **ELASTISCHER KNORPEL** enthält, wie der Name schon sagt, elastische Fasern; man findet ihn

ⓑ ❍ im Ohr (*Ohrmuschel*),

❍ in der Epiglottis,

❍ in der Eustachschen Röhre, sowie

❍ im Kehlkopf und in den kleinen Bronchien, bzw. in der jugendlichen Trachea und im jugendlichen Bronchus.

☺ *Wenn man halt gewusst hätte, was die Diaphyse ist....*

ⓒ Die **DIAPHYSE** der langen Röhrenknochen ist das **MITTELSTÜCK** der Knochen;

➠ im Gegensatz zur **EPIPHYSE**; hier bildet der Knochen Gelenksanteile aus und hier sitzt auch die Wachstumsfuge.

Das Mittelstück großer Röhrenknochen enthält natürlich keine Knorpelanteile; die Diaphyse besteht aus **KOMPAKTA** mit ihren **HAVERSCHEN KANÄLEN** und beinhaltet beim Erwachsenen **GELBES FETTMARK**.

ⓔ Die **HERZKLAPPEN** müssen sich in Ruhe in der Minute einmal öffnen und schließen *(bei einer Herzfrequenz von 60/Min.)*. Sie bestehen aus ganz zartem und leichtem Material, nämlich aus **KOLLAGENEN FASERN**, die von **ENDOKARD** überzogen sind.

➠ Knorpelige Herzklappen wären viel zu steif und zu schwer.

📖 **siehe Amtsarztfragen HERZ/KREISLAUF VORKLINIK.**

37) Welche Aussage/n zum Atlaswirbel ist/sind richtig?

ⓐ Der Atlaswirbel besitzt einen kräftig ausgebildeten Wirbelkörper.

ⓑ Er ist der zweite Halswirbel.

ⓒ Er bildet mit dem Os occipitale (*Hinterhauptsbein*) ein Drehgelenk.

ⓓ Er besitzt seitlich ein Loch (*For. transversarium*), in dem eine Arterie verläuft.

ⓔ Der Dornfortsatz des Atlaswirbels ist gut tastbar.

Ⓐ Alle Aussagen sind richtig.
Ⓑ Nur Aussagen a, b und d sind richtig.
Ⓒ Nur Aussagen a, d und e sind richtig.
Ⓓ Nur Aussage c ist richtig.
Ⓔ Nur Aussage d ist richtig.

Antwort:

☒ Lösung Ⓔ

Nun, wenn sie diese Frage auf Anhieb richtig hatten, dürfen Sie sich auf Ihre Anatomiekenntnisse (zumindest der Halswirbelsäule) schon was einbilden.

ⓑ Der **ATLAS** ist der **ERSTE HALSWIRBEL**.

ⓐ Er besitzt überhaupt keinen **WIRBELKÖRPER**.

Entwicklungsgeschichtlich hat er seinen Wirbelkörper an den zweiten Halswirbel, den **AXIS**, abgegeben.
Der **AXIS** besitzt somit einen vergrößerten Wirbelkörper, den **DENS AXIS**.

ⓒ Der **ATLAS** artikuliert oben mit dem **OS OCCIPITALE**; *das ist schon richtig*, leider handelt es sich aber um ein zweiachsiges **ELLIPSOIDGELENK**, in dem Nick- und geringe Seitwärtsbewegungen möglich sind.
Das einachsige Drehgelenk befindet sich zwischen Axis und Atlas!

ⓓ Alle **HALSWIRBEL** besitzen einen **QUERFORTSATZ** und einen rudimentären Rippenanteil. Beide zusammen umschließen ein Loch (*For. transversarium oder For. processus transversi*), durch das die **ARTERIA VERTEBRALIS** und die, sie begleitenden, Venen verlaufen.

? *Wissen Sie noch, von welcher großen Arterie die A. vertebralis abzweigt und welches ihre Hauptfunktion ist?*
Die Arteria vertebralis zweigt von der A. subclavia ab und versorgt in der Hauptsache die hintere Schädelgrube.

ⓔ *Schade, leider - das mit dem Dornfortsatz hat auch nicht geklappt.*

Schauen Sie sich im Anatomiebuch doch mal den Atlaswirbel an: es ist eigentlich nur ein knöcherner **KREIS**; von einem Dornfortsatz ist recht wenig zusehen.

Derjenige Halswirbel, dessen Dornfortsatz vorsteht, ist der **7. HALSWIRBEL**, der **PROMINENS**.

38) Welche Aussage/n ist/sind richtig?

Ein Brustwirbel enthält folgende Bauelemente:

ⓐ Wirbelkörper
ⓑ Wirbelbogen
ⓒ vier Gelenksfortsätze
ⓓ Handgriff
ⓔ Querfortsatz
ⓕ Dornfortsatz

Ⓐ Alle Aussagen sind richtig.
Ⓑ Nur Aussagen a, b, c, e und f sind richtig.
Ⓒ Nur Aussagen a, e und f sind richtig.
Ⓓ Nur Aussagen a, b, e und f sind richtig.
Ⓔ Nur Aussagen b, d und e sind richtig.

Antwort:

☒ Lösung Ⓑ

Manchmal zeugen die Fragen doch richtig von Humor.

Ein **BRUSTWIRBEL** ist der Standard-Wirbel zum Vorzeigen.

ⓐ Wie jeder anständige Wirbel hat der Brustwirbel einen **WIRBELKÖRPER** *(Corpus vertebrae).*

Der Wirbelkörper ist das eigentliche tragende Element der Wirbelsäule; zwischen den einzelnen Wirbelkörpern befinden sich die **BANDSCHEIBEN**.

ⓑ Dorsal grenzt der **WIRBELBOGEN** *(Arcus vertebrae)* an; er umschließt den Raum, in dem sich das **RÜCKENMARK** mit seinen Häuten und dem Fett- und Venenpolster befindet.

ⓕ Nach dorsal ragt der **DORNFORTSATZ** *(Processus spinosus)* hervor; er ist zum größten Teil tastbar.

ⓔ Nach lateral *(nach außen)* verlaufen jeweils zwei **QUERFORTSÄTZE** *(Proc. transversi).*

ⓒ Da die Wirbel gegeneinander beweglich sind, brauchen wir Gelenkflächen; es gibt auf jedem *(normalen)* Wirbel im Bereich des Wirbelbogens je zwei **GELENKSFORTSÄTZE** oben und zwei unten *(= 4 Gelenksfortsätze).*

Es handelt sich um ebene *(plane)* Gelenke; die Gelenkkörper können sich

- zum einen gegeneinander verschieben *(Translationsbewegung)*,
- zum anderen sind auch leichte Rotationsbewegungen möglich.

ⓓ *Nun ja, das mit dem **HANDGRIFF** war wohl nichts - aber immerhin ein netter Versuch.*

39) Welche Aussage/n ist/sind richtig?

Folgende Muskeln können das Schulterblatt bewegen:

ⓐ M. pronator quadratus
ⓑ M. supraspinatus
ⓒ M. latissimus dorsi
ⓓ M. pectoralis major
ⓔ Mm. rhomboidei
ⓕ M. serratus anterior
ⓖ M. sternocleidomastoideus
ⓗ M. trapezius

Ⓐ Alle Aussagen sind richtig.
Ⓑ Nur Aussagen b, c, d, e, f und h sind richtig.
Ⓒ Nur Aussagen b, e, f und h sind richtig.
Ⓓ Nur Aussagen a, c, d, g und h sind richtig.
Ⓔ Nur Aussagen c, d, e, g und h sind richtig.

Antwort:

☒ Lösung ©

Nicht, daß es Ihnen zu gut geht und Sie glauben, nichts mehr lernen zu müssen!

ⓐ Der **M. PRONATOR QUADRATUS** ist am Arm zu finden und für die **PRONATION** verantwortlich. *Wenn man jetzt nach wüsste, was Pronation ist.....*

Der M. pronator quadratus kann die Elle und die Speiche umeinander verdrehen; er bewegt die Hand *(den Handrücken)* nach oben/außen oder besser ausgedrückt: er hebt die Kleinfingerseite der Hand nach oben/außen.

☞ Das Gegenteil davon ist die **SUPINATION**; hier wird die Kleinfingerseite der Hand nach unten/innen gedreht.

Die Supination und Pronation erfolgt durch die Drehung der beiden Unterarmknochen umeinander; also sitzt der **M. PRONATOR** am **UNTERARM**.

Der **M. SUPINATOR** liegt etwas oberflächlicher und zieht vom Humerus und von der Ulna zum Radius. Er ist – logischerweise –verantwortlich für die Supination.

ⓑ Der **M. SUPRASPINATUS** zieht vom **SCHULTERBLATT** zum **OBERARM**; *hier werden wir also fündig.*

Normalerweise ist er bei fixiertem Schulterblatt für die **AUSSENROTATION** des Oberarms verantwortlich.

Der **M. SUPRASPINATUS** liegt auf dem Schulterblatt **OBERHALB** der Schulterblattgräte *(spina scapulae)*; sein Kumpel, der **M. INFRASPINATUS** liegt **UNTERHALB** der Spina. Auch er setzt am Oberarm an und ist bei fixiertem Schulterblatt für die **AUSSENROTATION** verantwortlich.

ⓒ Der **M. LATISSIMUS DORSI** zieht im wesentlichen von der **DORNFORTSÄTZEN** Th_6 bis L_5 zur Vorderseite des **OBERARMS**. Er ist für die Adduktion, Innenrotation und Retroversion des Oberarms verantwortlich; anschaulicher: er ist der Hauptmuskel, den man beim **KLIMMZUG** benötigt.

Leider hat der M. latissimus dorsi nichts mit dem Schulterblatt zu tun.

ⓓ Der **M. PECTORALIS MAJOR** zieht von der **CLAVICULA** und vom **STERNUM** zum **OBERARM**; er kann also den Arm **NACH VORNE** bewegen.

Der M. pectoralis hat also auch nichts mit dem Schulterblatt zu tun.

ⓔ Der **M. RHOMBOIDEUS MINOR** und der **M. RHOMBOIDEUS MAJOR** haben ihren Ursprung an den **DORNFORTSÄTZEN** C_6 und C_7 bzw. Th_1 bis Th_4. Sie inserieren an der Medialkante des **SCHULTERBLATTS** und können das Schulterblatt bei Armbewegungen einstellen.

ⓕ Ein anderer Muskel, der ebenfalls das Schulterblatt einstellen kann, ist der **M. SERRATUS ANTERIOR**. Er hat seinen Ursprung an den 1. bis 9. seitlichen **RIPPEN** und inseriert am unteren Teil der **SCAPULA**. Er kann also das Schulterblatt drehen.

Weitere Muskeln, die am Schulterblatt angreifen:

- **M. LEVATOR SCAPULAE**; er zieht von den Querfortsätzen C_1 bis C_4 bis in den inneren oberen Scapulawinkel.
- Der **M. PECTORALIS MINOR** ist im vorderen Thoraxbereich zu finden; er zieht von der 2. bis 5. Rippe zum Proc. coracoideus des Schulterblatts.
- Dann gibt es noch einen **M. SUBSCAPULARIS**; er liegt an der Innenseite der Scapula (Unterseite) und zieht zum Oberarm.
- Der **M. TERES MAJOR** und **M. TERES MINOR** zieht von der Scapula zum Oberarm.
- Auch der **M. DELTOIDEUS** zieht von der Clavicula, vom **AKROMION** der Scapula und von der Spina scapulae zum seitlichen Oberarm.

ⓖ Der **M. STERNOCLEIDOMASTOIDEUS** zieht, wie uns als Frau/Mann vom Fach der Name schon sagt,

- vom **PROC. MASTOIDEUS** *(-mastoideus)*
- ↳ zum **STERNUM** *(sterno-)* und
- ↳ zur **CLAVICULA** *(-cleido-)*.

☞ Er kann den **KOPF** zur Gegenseite drehen und zur gleichen Seite neigen.

? *Wissen Sie noch, von welchen Nerven der M. sternocleidomastoideus innerviert wird?*
Vom **N. ACCESORIUS**, dem XI. Hirnnerven.

📖 **siehe Amtsarztfragen NERVENSYSTEM VORKLINIK**.

ⓗ Zu guter letzt der **M. TRAPEZIUS**: er kommt vom **OS OCCIPITALE** und den **DORNFORTSÄTZEN** C_1 bis Th_{12} und setzt an der **CLAVICULA**, am **AKROMION** und an der **SPINA SCAPULAE** an.

Hier sind wir also wieder fündig geworden.

Verwirrt?

☺ *Vielleicht sollten Sie doch mal einen Blick in Ihren Anatomieatlas werfen..... Sooo unlogisch ist das Ganze mit den Muskeln auch wieder nicht!*

40) Welche Aussage ist richtig?

Bei einer Untersuchung des Bewegungsumfangs des Ellenbogengelenks nach der Normal-Null-Methode kann bei einem Patienten folgender Befund erhoben werden:
Beugung – Streckung: 20 – 20 – 0.

Es handelt sich um

Ⓐ eine Beugekontraktur.
Ⓑ Der Patient kann das Gelenk um 20 ° beugen sowie um 20 ° strecken.
Ⓒ Der Patient kann das Gelenk um 20 ° strecken, aber nicht beugen.
Ⓓ Der Patient kann das Gelenk um 20 ° beugen und um 340 ° strecken.
Ⓔ Eine Aussage über den Bewegungsumfang kann so nicht getroffen werden.

Antwort:

☒ Lösung Ⓐ

*Na, wer weiß noch, was in **Frage 4** gestanden hat?*

Die **NORMAL-NULL-METHODE** ist eine Schreibweise, die es kurz und präzise ermöglicht, den festgestellten **BEWEGUNGSUMFANG** eines Gelenks zu dokumentieren.

Unter der **NULL-STELLUNG** eines Gelenks versteht man die Neutralstellung; wenn man das Ellenbogengelenk betrachtet, ist die Nullstellung dann erreicht, wenn der Unterarm in geradliniger Fortsetzung des Oberarms steht.

Dann muß man nur noch wissen, daß zum Handwerkszeug von Chirurgen, Orthopäden etc auch ein Winkelmesser gehört.

Ok, nehmen Sie Ihren Winkelmesser zur Hand und bitten Sie den Patienten, den Arm maximal zu beugen:

150 vermutlich erreicht Ihr Patient einen Beugewinkel von ca. 150 ° - diese 150 notieren Sie auf Ihrer Karte.

Anschließend bitten Sie den Patienten, den Unterarm im Ellenbogengelenk maximal zu strecken und beobachten, was dabei vor sich geht: der Arm wird in die Nullstellung (Neutralstellung) wandern - bitte 0 notieren –

0

5 und dann noch ein Stückchen weiter in die Streckstellung – vielleicht 5 °. Diese 5 notieren Sie ebenfalls.

Damit haben Sie auf Ihrer Karte 150 – 0 – 5 stehen; damit Sie noch wissen, mit welcher Bewegung Sie angefangen haben, schreiben Sie noch dazu: Beugung – Streckung.

Unser vollständiges Untersuchungsergebnis sieht dann so aus:

NNM (*Neutral-Null-Methode*) Beugung - Streckung: 150 – 0 – 5.

Alles klar?

Soweit der Gesunde.

Wenn wir jetzt einen orthopädischen Patienten haben, kann das Ergebnis anders aussehen.

Wir gehen wieder nach unserem Schema vor:

Wir bitten den Patienten, den Arm maximal zu beugen und er erreicht z.B. 60 °. **60**
Diese 60 notieren wir.

Dann soll unser Patient den Arm maximal strecken und wir beobachten, was passiert. Unser Beispielpatient kann den Arm nur ein bisschen strecken, erreicht aber die Null-Lage, die Neutralstellung nicht. Wenn er den Arm so gut streckt, wie's geht, erreicht er z. B. 10 ° Beugung (d. h. der Patient kann den Arm nie ganz strecken, sondern nur zwischen 10 ° Beugung und 60 ° Beugung bewegen). **10**
Diese 10 notieren wir auch und

... als Zeichen, daß die Null-Lage nie erreicht worden ist, setzen wir die Null ans Ende: 60 – 10 – 0. **0**

Die korrekte Dokumentation für diesen Patienten wäre dann:

NNM Beugung – Streckung 60 – 10 – 0.

Schauen wir unseren Patienten aus der Frage an:

Beugung – Streckung 20 – 20 – 0.

20 Auf die Aufforderung, den Arm maximal zu beugen bekommt er wohl gerade 20 ° zusammen,

20 auf die Aufforderung hin, den Arm zu strecken bleibt die Anzeige wieder bei 20 ° stehen.

0 Die Null-Lage wird nie erreicht; das bedeutet, daß der Arm in 20 ° Beugestellung fixiert ist ...

Ⓐ eine **BEUGEKONTRAKTUR**.

Ⓑ Falls unser Patient den Arm sowohl in 20 ° beugen, als auch in 20 ° strecken könnte (was beim Ellenbogengelenk nicht möglich ist), dann müsste dieser Befund NNM Beugung – Streckung 20 – 0 – 20 dokumentiert werden, da bei der Bewegung vom Strecken zum Beugen die Nullstellung durchschritten wird.

Ⓒ Falls unser Patient das Gelenk um 20 ° strecken, aber nicht beugen könnte, könnte Ihre Aktennotiz NNM Beugung – Streckung 0 – 0 – 20 lauten.
(*bei einer hypothetischen Beweglichkeit von 0 ° bis 20 ° Streckung*).

Ⓓ Patienten, die ihr Ellenbogengelenk um 20 ° beugen und vor allem um 340 ° strecken können, gibt's nicht mal im Zirkus – falls doch, würde man diesen außergewöhnlichen Befund

NNM Beugung – Streckung 20 – 0 – 340 zu Papier bringen.

Ⓔ Sie sehen, so wild ist es auch nicht – die Normalnull-Methode ist einfach eine Art Code, der die maximalen Bewegungswinkel angibt und eine Aussage darüber trifft, ob die Nullstellung erreicht wird (- 0 – in der Mitte) oder nicht (0 am Rand).

41) Welche Aussage/n ist/sind richtig?

Folgende Symptome treten bei einem Säugling mit angeborener Hüftgelenksluxation auf:

ⓐ Asymmetrie der Gesäßfalten
ⓑ Bewegungsarmut
ⓒ Abspreizhemmung
ⓓ Beinverkürzung
ⓔ Schnapp-phänomen (*Ortolani-Zeichen*)

Ⓐ Alle Aussagen sind richtig.
Ⓑ Nur Aussagen a, c und d sind richtig.
Ⓒ Nur Aussagen a, b, c und e sind richtig.
Ⓓ Nur Aussagen b und c sind richtig.
Ⓔ Nur Aussagen a, d und e sind richtig.

Antwort:

☒ Lösung Ⓐ

Die **ANGEBORENE HÜFTGELENKSLUXATION** stellt eine anlagebedingte **DYSPLASIE DES ACETABULUMS** dar.

Alles klar?

Das **ACETABULUM** ist die **HÜFTGELENKSPFANNE**, die von den 3 Beckenknochen gebildet wird.

Bei der angeborenen Hüftgelenksverrenkung ist diese Pfanne noch unterentwickelt *(die Betonung liegt auf* ***noch****)*, so daß der Oberschenkelknochen keinen richtigen Halt hat und sich durch den Muskelzug der Hüftmuskulatur zu weit nach kranial bewegen kann.

Wenn man die Erkrankung rechtzeitig erkennt, ist die Prognose ausgesprochen günstig: man muß nur dafür sorgen, daß die Hüftgelenkspfanne nicht zu früh beansprucht wird.

Man verwendet zu diesem Zweck sog. **BREITWINDELN**, die die Oberschenkel in Außenrotationsstellung halten bis das Acetabulum seinen Entwicklungsrückstand aufgeholt hat. Normalerweise ist die Sache dann im 3./4. Monat erledigt.
Falls sie es jedoch nicht ist, greift man auf sog. **SPREIZHOSEN** zurück, noch später gibt es **ORTHOPÄDISCHE SCHIENEN**, die die Abspreizung der Oberschenkel fortsetzen.

Falls die Erkrankung jedoch nicht erkannt wird, bildet sich im Beckenknochen *(an falscher Stelle)* ein **PSEUDOGELENK** und es kommt frühzeitig zur einer **ARTHROSE** des Gelenkknorpels; oft resultiert eine **GELENKSVERSTEIFUNG** daraus.

Die Kinder kompensieren eine **EINSEITIGE LUXATION** und die damit verbundene Beinlängendifferenz durch eine **BECKENKIPPUNG** und eine **HYPERLORDOSE**. Als typisch gilt hier der **WATSCHELNDE GANG** der Kinder.

Nun zur Frage:

es gibt sog. sichere und unsichere Zeichen für eine angeborene Hüftgelenksluxation.

Zu den **UNSICHEREN ZEICHEN** gehört:

ⓒ ⊙ die **ABSPREIZHEMMUNG**. Im luxierten Hüftgelenk ist die Abspreizung *(aktiv und passiv)* gehemmt. Neugeborene können das gebeugte Hüftgelenk in der Regel um 90 ° abspreizen; bei einem Stopp der Bewegung bei ca. 45 ° ist eine Verdachtsdiagnose Hüftgelenksluxation erlaubt.

ⓑ ⊙ Den aufmerksamen Müttern fällt oft auf, daß die Kinder ein Bein *(das luxierte)* **WENIGER BEWEGEN** als das andere Bein.

ⓓ ⊙ Die **BEINLÄNGENDIFFERENZ** kommt meistens durch die Fehlstellung des Oberschenkelkopfes zustande, seltener durch einen echten Minderwuchs des betroffenen Beines.
Man prüft die Beinlängendifferenz, indem man das Kind auf den Rücken legt, die Hüftgelenk und Kniegelenke rechtwinklig beugt und dann flach über die Knie fluchtet.

ⓐ ⊙ Die **FALTENASYMETRIE** im Gesäß- und Oberschenkelbereich gehört ebenfalls zu den unsicheren Zeichen. Logisch, wenn das erkrankte Bein höher steht als das andere, muß sich der Weichteilmantel mit einer kürzeren Ausdehnungsstrecke begnügen. Die **GESÄSSFALTE** kann ebenfalls schräg verlaufen; sie steht auf der erkrankten Seite höher.
Übrigens: Die Faltenasymetrie gehört deshalb zu den unsicheren Zeichen, weil ca. 60 % der Kinder mit Faltenasymetrie normale Hüftgelenke aufweisen.

ⓔ ⊙ Das **SCHNAPP-PHÄNOMEN** oder **ORTOLANI-PHÄNOMEN** ist in der ersten Lebenswoche nachweisbar:
beim Säugling, der auf dem Rücken liegt; rotiert der *(geübte!)* Untersucher das rechtwinklig im Hüft- und Kniegelenk gebeugte Bein nach außen. Beim gesunden Hüftgelenk gleiten die Gelenkkörper einfach aneinander vorbei *(so wie sie das auch tun sollten)*; bei Gelenksstörungen kommt es zu einem Schnappen, das sowohl hör- als auch tastbar ist.

SICHERE ZEICHEN der Hüftgelenksluxation sind:

- tastbare **LEERE HÜFTPFANNE**
- **TROCHANTERHOCHSTAND**

➠ in ausgeprägten Fällen lässt sich der Oberschenkel auch gegen das Becken bewegen, jedoch ohne daß ein Schnappphänomen nachweisbar ist.

TOOLCHEST

Es kann nur einen geben!

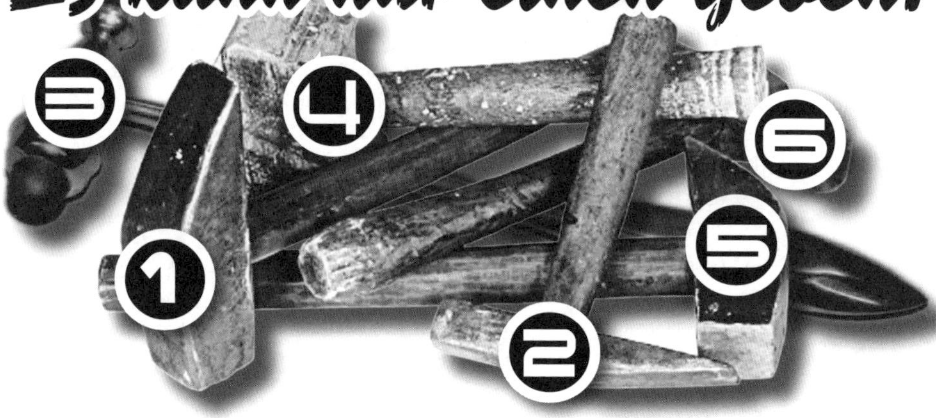

Na, wie sieht's aus, mit unserem heiteren Beruferaten?
Welcher Hammer gehört zur Untersuchung der körperlichen Reflexe in jede naturheilkundliche Praxis?

Kandidat Nummer 1?
Kandidat Nummer 2?
Kandidat Nummer 3?

Ganz klar - es ist der Hammer, den Sie bei uns im ARDEA-Shop bekommen können! Sie möchten doch solche Situationen vermeiden

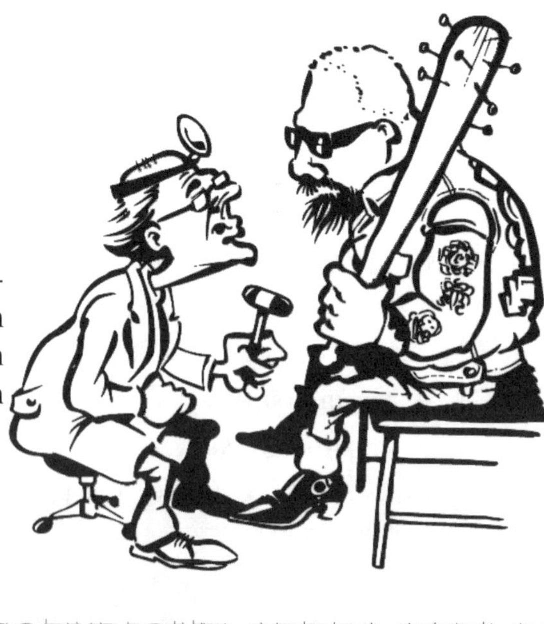

42) Welche Aussage/n ist/sind richtig?

Folgende Muskeln wirken auf das Kniegelenk:

ⓐ M. biceps femoris
ⓑ M. quadriceps femoris
ⓒ M. triceps surae
ⓓ M. tibialis anterior
ⓔ M. iliopsoas

Ⓐ Alle Aussagen sind richtig.
Ⓑ Nur Aussagen a, b und e sind richtig.
Ⓒ Nur Aussagen b, c, d und e sind richtig.
Ⓓ Nur Aussagen a, b und c sind richtig.
Ⓔ Nur Aussagen a, b und d sind richtig.

Antwort:

☒ Lösung Ⓓ

Diese Frage war eigentlich zum Aufbauen gedacht.

ⓐ Der **M. BICEPS FEMORIS** gehört zu der sog. **ISCHIOKRURALEN MUSKULATUR**, die sich auf der Rückseite des Oberschenkels befindet.

➠ Der M. biceps femoris kommt von Os ischii und vom Femur und setzt an der Fibula an.

☞ Er beugt also das Kniegelenk und kann *(mit seinem langem Kopf)* das Hüftgelenk strecken.

ⓑ Der **M. QUADRICEPS FEMORIS** sitzt auf der Vorderseite des Oberschenkels.

➠ Er kommt vom Os ilium und vom Femur und setzt über die Patellarsehne an der Tibia an.

☞ Er kann also das Knie strecken; der lange Kopf hilft noch bei der Beugung des Hüftgelenks.

ⓒ Der **M. TRICEPS SURAE** besteht aus dem

- M. gastrocnemius und dem
- M. soleus;

beide befinden sich auf der Rückseite des Unterschenkels.

- Der **M. GASTROCNEMIUS** hat zwei Köpfe; er kommt vom Femur und strahlt in die Achillessehne ein.
- Der **M. SOLEUS** kommt von der Tibia und von der Fibula und strahlt ebenfalls in die Achillessehne ein.

☞ Beide Muskeln zusammen beugen das Sprunggelenk *(Zehenstand)*; der M. gastrocnemius kann zusätzlich das Knie beugen.

ⓓ Der **M. TIBIALIS ANTERIOR** kommt von der Tibia und setzt im Bereich der Fußwurzelknochen an. Er kann eine Beugung *(Dorsalflexion)* verursachen und stützt das Fußgewölbe.

Der M. tibialis anterior hat leider nichts mit dem Kniegelenk zu tun.

ⓔ *Beim M. iliopsoas liegen Sie auch daneben.*

Der **M. ILIOPSOAS** kommt von den Wirbelkörpern Th_{12} bis L_4, sowie von der Innenkante des Darmbeins. Er setzt am Trochanter minor des Femurs an und kann somit das Hüftgelenk beugen *(Treppensteigemuskel)*.

43) Ordnen Sie zu:

❶	Spreizfuß	Ⓐ	Einbruch des Längsgewölbes
❷	Plattfuß	Ⓑ	Einbruch des Quergewölbes
		Ⓒ	M. flexor hallucis longus
		Ⓓ	oft zusammen mit einem Hallux valgus auftretend

Antwort:

☒ Lösung ❶ Ⓑ Ⓓ
☒ Lösung ❷ Ⓐ Ⓒ

Der **FUSS** ist eine geniale Gewölbekonstruktion, die aus einem

- ● Längsgewölbe und aus einem
- ❍ Quergewölbe besteht.

● Das **LÄNGSGEWÖLBE** verläuft von der Ferse über den Talus als höchsten Punkt des Längsgewölbes bis zu den Zehen.

Ⓐ Ein Absinken des Längsgewölbes bezeichnet man als **PLATTFUSS**.

○ Das **QUERGEWÖLBE** wird im Bereich der **FUSSWURZELKNOCHEN** gebildet; vornehmlich im Bereich der Keilbeine.

Ⓑ Ein Absinken des Quergewölbes bezeichnet man als **SPREIZFUSS**.

Der Spreizfuß macht sich besonders im Bereich der Zehengrundgelenke bemerkbar: die Schuhe passen auf einmal in der Breite nicht mehr.

Ⓓ Durch die Abspreizung und Subluxation der 1. Zehe kommt es zu einer veränderten Zugrichtung der Sehne des **M. EXTENSOR HALLUCIS LONGUS**: die Sehne verläuft jetzt zu weit lateral und sorgt bei jeder Muskelkontraktion dafür, daß die Zehe immer weiter im Grundgelenk luxiert wird.

Ein **HALLUX VALGUS** geht in aller Regel mit einer schmerzhaften **SCHLEIMBEUTELENTZÜNDUNG** medial über dem Grundgelenk einher.

Wenn jedoch alles klappt, sind die Fußgewölbe eine geniale Konstruktion; sie können nämlich aktiv den Belastungen angepaßt werden. Die Gewölbe sind, außer mit Bändern, noch mit **MUSKELN** gesichert.

- Der **M. TIBIALIS POSTERIOR** ist hier besonders hervorzuheben; seine Sehne verläuft unmittelbar unter dem Taluskopf und endet am Os naviculare und am 1. Keilbein. Der Sehnenansatz liegt daher strategisch günstigst am **GIPFEL** beider Fußgewölbe.

Der M. tibialis posterior unterstützt das Fußgewölbe.

- Dann gibt's noch einen **M. TIBIALIS ANTERIOR**. Seine Sehne verläuft am medialen Fußrand und setzt im Bereich der Fußwurzel- und Mittelfußknochen vor dem Gewölbehöhepunkt an. Er kann daher das Fußgewölbe **ABFLACHEN**.

- Der dritte im Bunde ist der **M. PERONAEUS LONGUS**; seine Sehne tritt von lateral in den Fuß ein und setzt am medialen Fußrand auf der Höhe der vorderen Fußwurzelknochenreihe an.

Durch diese drei Muskeln wird das Fußgewölbe sehr fein reguliert und optimal den Bedingungen angepaßt.

Werfen Sie mal einen Blick in den Anatomieatlas!

Es gibt jedoch noch mehr tolle Einrichtungen ...

© Am Fuß überkreuzen sich die Sehnen des **M. FLEXOR HALLUCIS LONGUS** und des **M. FLEXOR DIGITORUM LONGUS**.

? *Raten Sie mal, wo sich diese Sehnenüberkreuzung (Chiasma plantare) befindet!*

Genau, in Höhe des Talus und des unteren Sprunggelenks.

Dann gibt es noch einige Muskeln der Fußsohle, die aktiv die Fußgewölbe unterstützen:

- der M. flexor digitorum brevis *(Längsgewölbe)*
- der M. flexor hallucis brevis *(Längsgewölbe)*
- der M. abductor hallucis *(Längsgewölbe)*
- der M. adductor hallucis *(Längs- und Quergewölbe)*
- der M. quadratus plantae *(Längsgewölbe)*.

44) Welche Aussage ist richtig?

Am Aufbau der knöchernen Orbita sind folgende Knochen beteiligt:

ⓐ Os frontale (*Stirnbein*)
ⓑ Mandibula (*Unterkiefer*)
ⓒ Os nasale (*Nasenbein*)
ⓓ Os lacrimale (*Tränenbein*)
ⓔ Os zygomaticum (*Jochbein*)

Ⓐ Alle Aussagen sind richtig.
Ⓑ Nur Aussagen a, c, d, und e sind richtig.
Ⓒ Nur Aussagen a, d und e sind richtig.
Ⓓ Nur Aussagen a, c, und d sind richtig.
Ⓔ Nur Aussagen c, d und e sind richtig.

Antwort:

☒ Lösung Ⓒ

Bezüglich der Schädelknochen würde ich Ihnen raten, die Knochen des Neurocraniums zu lernen und die Knochen des Splanchnocraniums (des Gesichtsschädels) zu lesen und sich ihre Position im fotographischen Gedächtnis zu speichern.

Also, ran an den Anatomieatlas!

An der **ORBITA** sind also folgende Knochen beteiligt:

- das **OS SPHENOIDALE**.

  Das Os sphenoidale, das Keilbein liegt an zentraler Stelle im Skelett des Schädels. Das Os sphenoidale hat die Gestalt eines **DREIFLÜGELIGEN INSEKTS** und enthält im oberen Teil den **TÜRKENSATTEL** mit der Hypophyse. Das Os sphenoidale schließt die Orbita nach hinten ab.

ⓐ ● Das Orbitadach wird vom Stirnbein, dem **OS FRONTALE** gebildet.

ⓔ ● Für die laterale Wand haben wir das **OS ZYGOMATICUM**, das Jochbein.

- Die untere Wand wird im wesentlichen durch den Oberkieferknochen, die **MAXILLA** aufgebaut. Der Orbitaboden ist sehr dünn und kann bei Traumata leicht frakturieren *(Blow-out-Fraktur)*.

siehe Amtsarztfragen HNO.

Die mediale Wand besteht aus einem Knochenmosaik.

Von außen nach innen haben wir da:

- die **MAXILLA**

ⓓ
- das **OS LACRIMALE** *(das Tränenbein)*. Das Tränenbein umschließt den Dct. nasolacrimalis (*Tränennasengang*).

- das **OS ETHMOIDALE**, das Siebbein. Das Siebbein enthält die Siebbeinzellen *(Nasennebenhöhlen)*. An Auffälligem gehört zum Siebbein
  - die Lamina cribrosa mit den Durchtrittsöffnungen für die Riechfasern und
  - die oberen 2 Nasenmuscheln.

Wer ganz genau hinschaut, kann im hinteren unteren Bereich noch ein kleines Eckchen eines weiteren Gesichtsknöchelchens erkennen: das Os palatinum, das Gaumenbein.

ⓑ Die **MANDIBULA**, der Unterkieferknochen beteiligt sich nicht am Aufbau der Orbita. Die Mandibula ist ein selbständiger Knochen, der im Kiefergelenk mit dem Os temporale artikuliert.

ⓒ Das **OS NASALE**, das Nasenbein ist ein paariger kleiner Knochen, der die knöcherne Grundlage der Nase bildet. Er liegt zwischen dem Os frontale und der Maxilla.

Rübenacker Furche 1

Finden Sie die Rüben im Kraut

K	U	Z	I	Y	B	R	U	S	T	W	I	R	B	E	L	S	A	E	U	L	E	W	E	M
N	D	A	R	M	W	A	N	D	K	N	O	C	H	E	N	G	E	W	E	B	E	F	O	D
I	V	R	U	E	C	K	E	N	M	A	R	K	S	H	A	E	U	T	E	O	Ü	A	O	B
E	B	E	L	A	S	T	U	N	G	S	S	C	H	M	E	R	Z	C	Ü	L	Ü	D	W	E
G	F	A	S	E	R	R	I	S	S	M	H	Y	P	O	T	H	Y	R	E	O	S	E	L	C
E	M	H	U	E	F	T	G	E	L	E	N	K	N	E	K	R	O	S	E	F	E	Ü	W	K
L	G	I	C	H	T	G	K	Ü	F	U	S	S	S	O	H	L	E	S	P	F	P	M	S	E
E	D	A	R	M	T	R	A	K	T	G	E	L	E	N	K	P	F	A	N	N	E	W	Ä	N
N	N	Y	K	X	R	O	T	A	T	I	O	N	S	B	E	W	E	G	U	N	G	E	N	K
K	R	A	M	P	F	A	D	E	R	N	B	I	L	D	U	N	G	A	F	H	Ü	S	I	I
S	E	Ü	E	M	G	E	L	E	N	K	D	E	F	O	R	M	I	T	A	E	T	E	N	P
E	Y	V	I	S	M	R	O	T	A	T	I	O	N	S	S	C	H	M	E	R	Z	X	J	P
R	Z	Ü	K	Ö	N	I	E	R	E	N	G	E	F	A	E	S	S	E	F	U	B	O	J	U
G	Ü	R	W	W	I	R	B	E	L	E	I	N	B	R	U	E	C	H	E	V	B	T	A	N
U	W	I	R	B	E	L	F	R	A	K	T	U	R	E	N	G	Ö	H	H	D	M	K	F	G
S	F	F	S	U	D	E	C	K	N	O	R	P	E	L	G	E	W	E	B	E	R	J	Y	Q
S	F	I	B	U	L	A	Ä	N	E	R	V	E	N	S	Y	S	T	E	M	E	Z	S	M	A

Hueftgelenknekrose	Gelenkdeformitaeten	Kniegelenkserguss	Rotationsbewegungen
Rueckenmarkshaeute	Nierengefaesse	Brustwirbelsaeule	Wirbeleinbrueche
Belastungsschmerz	Knochengewebe	Knorpelgewebe	Gelenkpfanne
Gelenkpfanne	Nervensystem	Wirbelfrakturen	Rotationsschmerz
Krampfadernbildung	Beckenkippung	Hypothyreose	Faserriss
Fusssohle	Darmtrakt	Sudeck	Darmwand
Fibula	Gicht		

... und die Antwort auf Ihre Bemühungen auf Seite 12. Jetzt müssen Sie nur noch wissen, was mit diesen Stichworten aus dem Index verbunden war. Wie war das noch mit der Gelenkpfanne?

45) Welche Aussage/n ist/sind richtig?

Folgende Medikamente können eine Osteoporose verschlimmern:

ⓐ Calcitonin
ⓑ Cortison
ⓒ Diuretika
ⓓ Abführmittel
ⓔ Schilddrüsenmedikamente

Ⓐ Alle Aussagen sind richtig.
Ⓑ Nur Aussagen b, c, d und e sind richtig.
Ⓒ Nur Aussagen b und e sind richtig.
Ⓓ Nur Aussagen b, d, und e sind richtig.
Ⓔ Nur Aussagen e und d sind richtig.

Antwort:

☒ Lösung Ⓑ

OSTEOPOROSE ist definiert als ein Verlust von

- Knochenzellen und von
- Knochenhartsubstanz.

Eine Osteoporose wird radiologisch durch Messung der **KNOCHENDICHTE** diagnostiziert.

siehe Frage # 19

Wenn schon die Osteoporose ein allgemeines Problem ist, sollte man als Therapeut wenigsten dafür Sorge tragen, daß man einer Osteoporose nicht noch zusätzlich Tür und Tor öffnet; also alle Maßnahmen unterlässt, die eine Osteoporose **VERSCHLIMMERN** können.

In der Naturheilpraxis heißt das, daß Sie bezüglich der Medikamente, die ein Patient/eine Patientin einnimmt also immer eine **GENAUE ANAMNESE** machen und in der roten Liste nachschauen, welche Nebenwirkungen dort aufgeführt sind!

ⓐ **CALCITONIN** ist ein Hormon aus den C-Zellen der Schilddrüse.

Calcitonin **HEMMT** die **OSTEOKLASTEN**; es sorgt also dafür, daß weniger Knochensubstanz ab- und umgebaut wird. Bezüglich des Knochenstoffwechsels ist Calcitonin ein Gegenspieler des Parathormons aus der Nebenschilddrüse.

siehe Amtsarztfragen HORMONSYSTEM.

Calcitonin ist also ein Verbündeter im Kampf gegen die Osteoporose.

ⓑ **CORTISON** setzt **ADRENALIN** frei; Cortison ist also ein **STRESSHORMON**.

siehe ebenfalls Amtsarztfragen HORMONSYSTEM

Stresshormone haben die Eigenschaft, aus so ziemlich allen Körperzellen Nähr- und Inhaltsstoffe freizusetzen und deren Konzentration im Blut zu erhöhen.
Beispiel: Blutzucker, Cholesterin, Calcium, u.v.m.

Bei einer andauernden Hypercortisolämie entwickelt sich der **M. CUSHING**. Speziell im Hinblick auf den Calciumhaushalt und Knochenstoffwechsel gehört zum M. Cushing auch eine **OSTEOPOROSE**.

ⓒ **DIURETIKA** haben die Aufgabe, alles was nicht niet- und nagelfest und halbwegs wasserlöslich ist, aus dem Körper zu entfernen. Je wirksamer das Diuretikum, umso mehr **SALZE** verschwinden auf Nimmerwiedersehen, so natürlich auch Calcium.

Besonders bei einer **LANGZEITWIRKUNG** von sog. Schleifendiuretika (*z. B. Lasix*) ist mit einem klinisch bemerkbaren Verlust von Calcium, Magnesium und Kalium zu rechnen.

siehe Amtsarztfragen NIERE.

ⓓ **ABFÜHRMITTEL** verursachen *(bis auf ganz wenige Ausnahmen)* eine oberflächliche Entzündung der Darmschleimhaut, dadurch kommt es zu einer vermehrten Sekretion von Plasma und Wundflüssigkeit und der Stuhl kann jetzt wieder weitertransportiert werden.

Sie können sich aber an drei Fingern abzählen, daß es nun mit der **RESORPTION** nicht mehr weit her ist; Elektrolyte werden ausgeschieden und auch unser Calcium geht den Weg alles Irdischen.

ⓔ **SCHILDDRÜSENMEDIKAMENTE** regen den **STOFFWECHSEL** an und können u. a. auch zu einer **DIARRHOE** führen; *womit wir wieder bei dem oben Gesagten ⓓ) angelangt wären.*

TOOLCHEST

Der Stimmgabelversuch nach Rydel Seiffer. Eine leicht zu demonstrierende Untersuchung für die mündliche Überprüfung.
Wie - Sie haben geglaubt, die Prüfung sei nur schriftlich und mündlich? Was glauben Sie, wie Sie den Amtsarzt überzeugen, daß Sie in der Lage sind, einen Patienten fachkundig zu untersuchen?
Falls also bei Ihrem Ausbildungsplan Lücken sind, schleunigst die nächste Möglichkeit buchen, um Ihr Defizit auszugleichen (*z. B. mit dem Praxiswochenende* beim ARDEA®-Ausbildungszentrum - immer passend zu den Prüfungsterminen im Frühjahr und Herbst abgestimmt*).

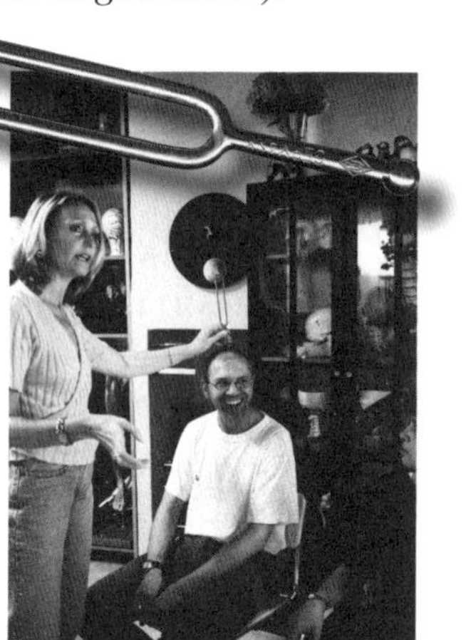

Zur Untersuchung stehen Ihnen zwei Varianten der Stimmgabeln zur Verfügung. Die banale Lösung besteht aus einer einfachen Stimmgabel, die günstig ist, deren Aussagekraft aber auch entsprechend grob ist.
Die professionelle Variante besteht aus einer Stimmgabel mit verstellbaren Gewichten und einer Skala, mit der Sie den Grad der Störung leicht ablesen können. Wenn der Patient sagt, daß er **JETZT** nichts mehr spürt/hört, lesen Sie den Wert auf der Skala ab, der **KLAR** zu lesen ist (die übrigen Werte zittern/schwingen). Mit dieser genialen Konstruktion können Sie auf diese Weise vor allem **Seitendifferenzen** objektiv bestimmen und wenn Sie die Werte auch noch in Ihrer Patientenkartei festhalten, haben Sie den Behandlungserfolg auch für Ihren Patienten parat.
In unserem ARDEA®-Shop erhalten Sie natürlich beide Varianten in bester Qualität und zu einem guten Preis.

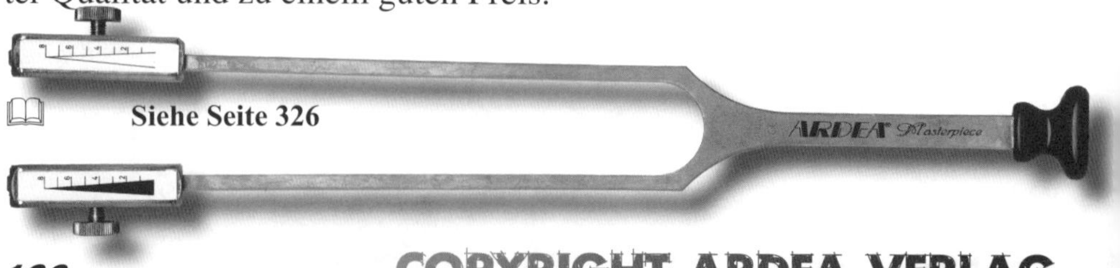

Siehe Seite 326

46) Welche Aussage/n ist/sind richtig?

Folgende Erkrankungen stellen aseptische Knochennekrosen dar:

ⓐ M. Perthes
ⓑ Osteomyelitis
ⓒ M. Kienböck
ⓓ Osteoporose
ⓔ Rachitis

Ⓐ Alle Aussagen sind richtig.
Ⓑ Nur Aussagen a, d und e sind richtig.
Ⓒ Nur Aussagen a und c sind richtig.
Ⓓ Nur Aussagen b, c, d und e sind richtig.
Ⓔ Nur Aussagen d und e sind richtig.

Antwort:

☒ Lösung ©

Unter **ASEPTISCHEN KNOCHENNEKROSEN** versteht man **ABBAUVORGÄNGE** der Knochen, ohne daß **ERREGER** oder eine klar definierte Ursache dafür bekannt wäre.

ⓑ Damit fällt die **OSTEOMYELITIS** schon mal weg. Die Osteomyelitis ist eine **KNOCHENMARKS-ENTZÜNDUNG**, die durch verschleppte **INFEKTIONEN** *(und Infektionserreger)* zustande kommt.

Die **ASEPTISCHEN KNOCHENNEKROSEN** entwickeln sich immer in **GELENKSNÄHE**; oft ist das **WACHSENDE** Skelett betroffen *(tritt also bei Kindern auf)*, oder es werden die **HAND**- oder **FUSSWURZELKNOCHEN** nekrotisch.

Aseptische Knochennekrosen entwickeln sich verhältnismäßig langsam; der dabei auftretende **SCHMERZ**, der durch die verminderte Belastbarkeit des betroffenen Knochens entsteht, hält sich daher in Grenzen. Es gibt sogar **SCHMERZLOSE** aseptische Knochennekrosen.

Allen diesen Erkrankungen gemeinsam ist, daß es bei normaler Belastung zu einer **DEFORMIERUNG DER GELENKFLÄCHEN** und damit zu Spätfolgen, wie **ARTHROSE** kommen kann.

Das **BEHANDLUNGSPRINZIP** ist deshalb immer:

- **DURCHBLUTUNGSFÖRDERUNG** und
- **ENTLASTUNG**.

ⓐ ● Die häufigste **ASEPTISCHE KNOCHENNEKROSE** ist der **M. PERTHES**.

Er tritt hauptsächlich bei Jungen zwischen dem 3. und 9. Lebensjahr auf. Beim M. Perthes verabschiedet sich aus ungeklärter Ursache der proximale Femurbereich mit dem **HÜFTGELENKSKOPF**.

Klinisch macht sich der M. Perthes durch eine rasche **ERMÜDUNG** im Bein und durch **SCHONHINKEN** bemerkbar.
Der Verlauf dieser Krankheit ist im Durchschnitt zwischen 2 und 4 Jahren; für diese Zeit darf das Hüftgelenk nicht belastet werden und die Kinder bekommen eine **SCHIENE** *(Thomas-Schiene)*.

● Etwas Ähnliches ist die **EPIPHYSEOLYSIS CAPITIS FEMORIS**, also die Lösung der Epiphyse des Hüftkopfes. Diese Erkrankung tritt später, vor der Pubertät auf, dann aber dafür auch oft gleich beidseits.

Leider resultiert in fast der Hälfte der Fälle eine Hüftkopfnekrose.

ⓒ ● Der **M. KIENBÖCK** stellt eine aseptische Knochennekrose des **OS LUNATUM** dar.

? ***Ohne zu spicken** - wo* war noch mal gleich das Os lunatum zu finden?

Genau, in der proximalen Reihe der Handwurzelknochen.

Der M. Kienböck tritt auf bei Leuten, die z. B. viel mit dem Preßlufthammer arbeiten; erst gibt's durch die Arbeit lauter **MIKROTRAUMATA**, dann verabschiedet sich irgendwann der 2. Handwurzelknochen vollends.

Weitere Stellen im Körper, die ab und zu von aseptischen Knochennekrosen heimgesucht werden können:

- das **OS NAVICULARE**,
- der Ansatz der Achillessehne am Calcaneus und
- die Schienbeinkopfapophyse mit dem Ansatz der Patellarsehne *(M. Osgood-Schlatter)*.

ⓓ Die **OSTEOPOROSE** ist formal eine **KNOCHENAUFBAUSTÖRUNG**; der Knochen wird im Rahmen der normalen Umbau- und Adaptationsvorgänge im Organismus normal abgebaut - nur mit dem Aufbauen hapert's.

☞ Bei der Osteoporose kommt es jedoch **NICHT** zum **ZELLZERFALL** *(Nekrose)*; die Osteozyten degenerieren und verschwinden einfach irgendwann auf Nimmerwiedersehen.

ⓔ Die **RACHITIS** ist ein **KALZIFIKATIONSSTÖRUNG**; hier sind genügend Osteozyten vorhanden, nur die Zwischenzellmatrix, der Kalk des Knochens fehlt.

Rachitis tritt bei **KINDERN** auf; durch das Fehlen von aktiviertem **VITAMIN D** kommt es zu einer mangelhaften Aufnahme von **CALCIUM** aus dem Darm.

47)Welche Aussage ist richtig?

Ein Patient kann sein Knie nicht ganz strecken; eine Beuge-Bewegung ist nur im Bereich zwischen 5° und 35 ° möglich.

Nach der Neutral-Null-Methode wird ein solcher Befund korrekt dokumentiert als

Ⓐ NNM Beugung – Beugung 5 – 0 - 35
Ⓑ NNM Beugung 5 - 35
Ⓒ NNM Beugung – Streckung 35 – 5 - 0
Ⓓ NNM Beugung – Streckung 0 – 35 - 5
Ⓔ NNM Beugung – Streckung 5 – 35 - 0

Antwort:

☒ Lösung Ⓒ

Na, geklappt?

📖 Schauen wir noch mal, was wir uns bei **Frage #40** erarbeitet haben:

35 Wir bitten unseren Patienten, sein Knie maximal zu **BEUGEN**: er wird auf 35 ° Beugewinkel kommen. Diese 35 werden notiert.

5 Dann bitten wir unseren Patienten, sein Knie maximal zu **STRECKEN** und schauen, ob er dabei durch die Neutralstellung (Unterschenkel in Verlängerung des Oberschenkels kommt): er schafft es nicht, sondern wirft bei 5 ° Beugung das Handtuch. Also notieren wir unsere 5 ° und

0 setzen die 0 (*für die Neutralstellung*) an Ende als Zeichen, daß die Nullstellung nicht erreicht worden ist.

Ⓒ Die korrekte Dokumentation lautet also: **NNM BEUGUNG – STRECKUNG 35 – 5 – 0.**

Schauen wir die anderen Antwort-Angebote noch durch:

ⒶⒷ bei der Neutral-Null-Methode müssen immer 2 antagonistische Bewegungen angegeben sein: Beugung – Streckung, Adduktion – Abduktion etc. Falls es in dem Lösungsvorschlag geheißen hätte NNM Streckung – Beugung hätte der Patient einen Bewegungsumfang von 5 ° Streckung, über die Nullstellung bis 35 ° Beugung.

Ⓓ NNM Beugung - Streckung 0 - 35 – 5: die 0 am „Beugungsende" würde bedeuten, daß es dem Patienten unmöglich ist, eine Beugung auszuführen. Der Rest (- 35 – 5) ergibt keinen Sinn; selbst eine Streckung im Bereich 5 bis 35° würde man 0 – 5 – 35 dokumentieren.

Ⓔ Hier ist's ähnlich: wenn wir den Patienten auffordern, maximal zu beugen, erreichen wir natürlich höhere Werte als wenn der Patient das Bein streckt.

Alles klar?

Nur der Vollständigkeit halber ...

Ein Patient hat nach einer **HANDGELENKSFRAKTUR** eine Bewegungseinschränkung. Er kann das Handgelenk um **5 ° ABDUZIEREN** und um **15 ° ADDUZIEREN**.

Wie würden Sie das dokumentieren?

Ok, richtig:

NNM Abduktion – Adduktion 5 – 0 – 15 oder, auch richtig NNM Adduktion – Abduktion 15 – 0 – 5.

48) Ordnen Sie zu:

❶ Arthritis
❷ Arthrose

Ⓐ Schmerzen und Steifigkeit im Gelenk zu Beginn der Belastung, dann Besserung; Wiederauftreten der Schmerzen bei längerer Belastung

Ⓑ Wärme besser, Kälte verschlimmert

Ⓒ Reibegeräusch im Gelenk bei Bewegungen

Ⓓ nächtliche Gelenkschmerzen

Ⓔ kann bei Infektionserkrankungen auftreten

Ⓕ kann im Rahmen einer Psoriasis auftreten

Antwort:

☒ Lösung ❶ Ⓓ Ⓔ Ⓕ

☒ Lösung ❷ Ⓐ Ⓑ Ⓒ

- Eine **ARTHRITIS** ist eine ➠ **GELENKSENTZÜNDUNG**,
- eine **ARTHROSE** stellt eine ➠ Verschmälerung des **GELENKKNORPELS** dar.

- **DIE ARTHRITIS**:

Ⓓ Eine Arthritis geht, wie jede anständige Entzündung, mit einem **ÖDEM** einher. Dieses Ödem ist natürlich dann besonders ausgeprägt, wenn das Gelenk in **RUHE** ist; dann wird nämlich nichts resorbiert.
Eine Arthritis ist demnach ganz besonders **NACHTS** schmerzhaft, bzw. in den **FRÜHEN MORGENSTUNDEN**. Im Laufe des Tages sorgen die Bewegungen dafür, daß das Ödem wieder resorbiert wird und der Schmerz wird weniger.

ARTHRITIDEN gibt's aus vielerlei Gründen.

➠ Zum einen haben wir das **AKUTE RHEUMATISCHE FIEBER**.

Das akute rheumatische Fieber ist eine **ZWEITERKRANKUNG NACH EINEM STREPTOKOKKENINFEKT**; es kommt zu einer

- **KARDITIS** *(Endokarditis, Myokarditis)* mit Beteiligung der Herzklappen. Weiter gehört dazu eine
- **SYNOVITIS**, eine Entzündung der Membrana synovialis des Gelenks.

Es sind charakteristischerweise **GROSSE GELENKE** betroffen; die klinischen Erscheinungen *(die Arthritiden)* können springen und können innerhalb von 14 Tagen verschwinden und wieder erscheinen.

Zum Vollbild gehören weiterhin:

- die Chorea minor (*das Zappelphillipsyndrom*)
- subkutane Rheumaknötchen
- und das Erythema anulare (= *Erythema marginatum*)

➠ Eine weitere Möglichkeit ist die **RHEUMATOIDE ARTHRITIS**, eine Kollagenose. Charakteristisch ist

- die **MORGENSTEIFIGKEIT** in den Finger- und Zehengelenken, die im Laufe des Tages nachlässt;
- Rheumaknoten,
- Gelenksdeformitäten und
- die typische **ULNARE DEVIATION** der Finger.

🕮 **siehe Amtsarztfragen IMMUNOLOGIE**.

➠ Dann hätten wir noch die **ANKYLOSIERENDE SPONDYLITIS**; eine Arthritis der kleinen Wirbelgelenke - der **M. BECHTEREW**.

Ⓕ ➠ Auch eine **PSORIASIS** kann mit einer Arthritis einhergehen. Besonders die **ENDGELENKE** der Zehen und Finger sind davon betroffen.

Ⓔ ➠ Wir finden auch Arthritiden im Rahmen von **INFEKTIONSERKRANKUNGEN**; hierbei tut sich besonders

- Staph. aureus hervor, sowie
- Röteln-,
- Mumps- und
- Hepatitisviren.
- Nicht zu vergessen: die Arthritis beim **M. LYME** - Erreger Borrelia burgdorferi.

🕮 **siehe Amtsarztfragen INFEKTIONSKRANKHEITEN**

Solche Arthritiden fallen natürlich nicht vom Himmel, sondern gehen mit starken Allgemeinsymptomen, wie Fieber und BKS-Beschleunigung einher. Besonders **VORGESCHÄDIGTE GELENKE** *(Gelenksprothesen)* sind gefährdet.

➠ Dann gibt's noch **REAKTIVE ARTHRITIDEN**. Diese Arthritiden treten in der zeitlichen Folge *(nach einigen Tage bis Wochen)* nach einer Infektionskrankheit auf. Zu den reaktiven Arthritiden gehört z. B. auch das **REITER-SYNDROM**:

- Konjunktivitis,
- Urethritis und
- Polyarthritis.

Hier sind im Gelenkspunktat **KEINE ERREGER** nachweisbar.

❍ Die Symptome bei einer **ARTHROSE** sind in der Regel viel diskreter; kein Wunder, eine Arthrose ist ja auch ein **CHRONISCHES GESCHEHEN**.

Eine Arthrose, also ein unphysiologischer **ABBAU DES GELENKKNORPELS** kann z. B.

- auf dem Boden von **ACHSENFEHLSTELLUNGEN** auftreten, oder auch
- bei einer **AKROMEGALIE**.

Charakteristisch ist der **ANLAUFSCHMERZ**.

Ⓐ Das Knie schmerzt z. B. beim Aufstehen nach längerem Sitzen. Wenn der Patient die ersten Schritte mit zusammengebissenen Zähnen überlebt hat, lässt der Schmerz nach. Erst nach einer kleinen Wanderung *(also längerer Belastung)* stellt sich der Schmerz wieder ein.

Wenn jedoch die Arthrose schon fortgeschritten ist, können die Schmerzen auch **DAUERND**, also auch nachts vorhanden sein.

Ⓒ Bei der Untersuchung bemerkt man im arthrotischen Gelenk bei passiver und aktiver Bewegung das **ARTHROTISCHE REIBEN** *(knirschende Geräusche)*.
Ev. kann man auch eine **KNÖCHERNE VERDICKUNG** tasten; es handelt sich um einen **REAKTIVEN KNOCHENAUFBAU** um den Knorpelverlust irgendwie zu kompensieren.

Therapeutisch setzt man alle Hebel in Bewegung, um den Stoffwechsel des Knorpels anzuregen - so z. B.

Ⓑ ➠ mit **WÄRMEAPPLIKATION**.

➠ **KÄLTE** verursacht eine Konstriktion der Gefäße; eine Kälteapplikation ist daher angebracht, wenn man z. B. ein **ÖDEM VERMEIDEN** oder vermindern will;

➠ **WÄRME** erweitert die **GEFÄSSE**.

Als weitere therapeutische Maßnahme muß das Gelenk **BEWEGT** werden; der Knorpel braucht die abwechselnde Kompression und Dekompression um die Extrazellularflüssigkeits-Zirkulation anzuregen.

49) Welche Aussage/n ist/sind richtig?

ⓐ Oberschenkelhalsbrüche sind immer pathologische Frakturen.

ⓑ Beim Gewaltbruch resultieren immer sog. Mehrfragmentbrüche.

ⓒ Abrißfrakturen sind besonders gut konservativ zu behandeln.

ⓓ Trümmerbrüche gehören zu den komplizierten Fakturen.

ⓔ Beim Grünholzbruch kommt es häufig zu einer Epiphysenverletzung.

Ⓐ Alle Aussagen sind richtig.
Ⓑ Nur Aussagen b, c und e sind richtig.
Ⓒ Nur Aussagen b, d und e sind richtig.
Ⓓ Nur Aussagen b und c sind richtig.
Ⓔ Keine Aussage ist richtig.

Antwort:

☒ Lösung Ⓔ

Bezüglich der **Entstehung** von Frakturen unterscheidet man

★ den **GEWALTBRUCH**

☆ die **PATHOLOGISCHE FRAKTUR**

✪ den **ERMÜDUNGSBRUCH**

ⓑ ★ Der **GEWALTBRUCH**.

Hier wirkt die Kraft auf den **GESUNDEN** Knochen.

ⓐ ☆ die **PATHOLOGISCHE FRAKTUR**. Hier wirkt eine geringe *(normale Kraft)* auf einen **VORGESCHÄDIGTEN** Knochen. Pathologische Frakturen gibt's

- bei der Osteoporose,
- bei der Osteomyelitis oder
- bei Knochentumoren.

➠ Ein **OBERSCHENKELHALS** kann aber auch mal „ganz normal" brechen; die Fraktur tritt natürlich nicht nur bei der Osteoporose auf.

✪ Unter einem **ERMÜDUNGSBRUCH** versteht man eine **SCHLEICHENDE FRAKTUR**. Viele kleine Mikrotraumata summieren sich irgendwann zu einer Fraktur; der Ermüdungsbruch tritt z. B. auf bei Osteosyntheseplatten oder künstlichen Gelenken.

Was die **BRUCHFORMEN** angeht, muß man

❍ **KINDLICHE** Bruchformen von denen des

● **ERWACHSENEN** Knochens unterscheiden.

ⓔ **KINDLICHE FRAKTUREN** sind meistens **EINFACHER** und heilen komplikationsloser ab.
Oft handelt es sich um eine sog. **GRÜNHOLZFRAKTUR**, bei der der **PERIOSTSCHLAUCH** noch erhalten ist.

Die Prognose ist bei der Grünholzfraktur ausgesprochen gut.

Zu den kindlichen Frakturen gehören aber auch **EPIPHYSENVERLETZUNGEN**; die Prognose ist hier schlechter, da **WACHSTUMSSTÖRUNGEN** auftreten können.

Beim Erwachsenen unterscheidet man, je nachdem wie die Gewalt einwirkt:

➠ **BIEGUNGSBRÜCHE**

➠ **DREHBRÜCHE** *(Skifahren!)*

➠ **QUERBRÜCHE** *(Scher-Brüche)*

➠ **KOMPRESSIONSFRAKTUREN** *(z. B. Wirbelfrakturen)*

ⓒ ➠ **ABRISSFRAKTUREN**. Zu Abrissfrakturen kommt es, wenn vom Knochen ein Teil abgesprengt wird, das Verbindungen zu einer **SEHNE** hat. Der dazugehörige Muskel wird nun die beiden Bruchenden auseinander ziehen, so daß **CHIRURGISCH** *(Nagel, Schraube)* interveniert werden muß. Eine konservative Behandlung *(mit Gips)* würde hier nicht genügen.

➠ Zu **MEHRETAGENBRÜCHEN** kommt es bei Einwirkung einer breitflächigen Gewalt; der Knochen ist **MEHRMALS** gebrochen (*z. B. Bus gegen Fußgänger*).
Unter Mehrfragmentbrüchen versteht man einen Bruch, der 4 bis 6 Fragmente beinhaltet,

ⓓ ➠ unter einer **TRÜMMERBRUCH** versteht man ein Knochenpuzzle mit mehr als 6 Teilen.
🕮 *Erinnern Sie sich an **Frage # 40** „der Chirurg liebt Puzzles"?*
Das komplizierte an einer Fraktur ist nicht, die Teile wieder richtig zusammenzusetzen, sondern besteht in der **GEFÄSSVERSORGUNG** und der ordnungsgemäßen Versorgung des Bruchs mit vegetativen **NERVEN**.

☞ Unter einem **KOMPLIZIERTEN BRUCH** versteht man also einen Bruch mit begleitenden **WEICHTEILVERLETZUNGEN** (*Hämatome, Nervenstörungen, Kontaminationen etc.*).

50) Kreuzen Sie die beiden richtigen Antworten an

Ⓐ Eine sekundäre Bruchheilung ergibt ein deutlich schlechteres Ergebnis im Hinblick auf die Bruchheilung als eine primäre Bruchheilung.

Ⓑ Von einer primären Bruchheilung spricht man, wenn die Bruchversorgung innerhalb der ersten 4 Stunden nach dem Trauma erfolgt.

Ⓒ Ein ausgeprägter Kallus bildet sich bei einer konservativen Bruchbehandlung.

Ⓓ Eine Osteosynthese erlaubt eine raschere Mobilisierung des Patienten.

Ⓔ Kompartementsyndrom kommen bei offenen Frakturen häufiger vor als bei geschlossenen Frakturen.

Antwort:

☒ Lösung Ⓒ Ⓓ

Die **BRUCHHEILUNG** geht von 3 Geweben aus:

- dem **ENDOST** (*Häutchen, das dem Knochen innen aufliegt*),
- dem **PERIOST** *(Knochenhaut)* und
- von den **HAVERSSCHEN SYSTEMEN**.

➠ Im Idealfall erfolgt eine sog. **PRIMÄRE BRUCHHEILUNG**: der Bruchspalt wird einfach von Osteonen durchzogen; kleine Minispalten werden vom Endost und vom Periost mit Geflechtknochen aufgefüllt und dieser wird dann unter Belastung rasch in Haverssche Systeme umgebaut.

Voraussetzungen sind:

- sehr **ENGER KONTAKT** der Bruchfragmente,
- ununterbrochene **RUHIGSTELLUNG** und
- ausreichende **DURCHBLUTUNG** der Bruchstücke.

☞ Diese **PRIMÄRE HEILUNG** heißt auch **KONTAKTHEILUNG** und kann nur durch **OPERATIVE MASSNAHMEN** *(Osteosynthesen, fixateur externe)* gewährleistet werden.

Ⓑ Die primärer Bruchheilung hat also nichts mit einer raschen Versorgung des Traumas zu tun, sondern nur mit der Stellung der Bruchenden zueinander.

➠ Eine **SEKUNDÄRE BRUCHHEILUNG** erfolgt über einen Umweg, den **KALLUS**.

Eine sekundäre Bruchheilung ergibt sich immer dann, wenn die Bruchenden **NICHT** ideal **RUHIGGESTELLT** werden können und wackeln.

☞ Ⓒ Das ist der Fall bei der **GIPSBEHANDLUNG** *(konservative Behandlung)*.

Der Kallus ist also ein sog. **REIZKALLUS**; es handelt sich zunächst um ziemlich unstrukturiertes Knochengewebe *(Geflechtknochen)*, das sich im Bereich der Fraktur bildet, das aber mit zunehmender Ausprägung die Bruchenden immer mehr fixiert *(Fixationskallus)*.

Der Kallus ist im Röntgenbild sichtbar; er ist Zeichen, daß das Gewebe normal reagiert, d. h. die Durchblutung etc. ist in Ordnung.

Bei **BELASTUNG** wird der Kallus umgebaut in die üblichen Haversschen Systeme;

Ⓐ die sekundäre Bruchheilung ist also qualitativ genauso gut wie die primäre Bruchheilung.

Der einzige echte Nachteil der sekundäre Bruchheilung ist, daß der Patient den Knochen so lange ruhig halten muß und nicht belasten darf, bis der **KALLUS STABIL** genug ist;

Ⓓ bei der primären Bruchheilung *(Osteosynthese)* kann der Patient vom Operationssaal im Prinzip auf eigenen Füßen zurück in sein Zimmer gehen (*naja, mehr oder weniger*); **OSTEOSYNTHESEN** sind **SOFORT BELASTUNGSSTABIL**.

Die Vorteile davon?

Nun,

➠ keine Beinvenenthrombosen,

➠ keine Muskelatrophien,

➠ keine Gelenksversteifungen

.. ist das nichts?!

Ⓔ **KOMPARTEMENTSYNDROME** entstehen durch Einblutungen in Muskellogen.

Sie können durch Abdrücken der Gefäße Nekrosen und allerlei unangenehme Begleiterscheinungen auf dem Gewissen haben. Daraus ergibt sich, daß bei offenen Frakturen, bei denen das Blut abfließen kann, wenigstens keine Drucksyndrome auftreten; die Infektionsgefahr reicht schon völlig aus.

siehe Frage #3

A

B

C

D

E

F

G

H

I

J

K

L

M

N

O

P

Q

R

S

T

U

V

W

X

Z

AMTSARZTFRAGEN